MAIGRIR : LE VOYAGE D'UN HÉROS

Dr. Denis Boucher Ph.D.

ISBN 978-2-9813271-3-0

Page couverture et édition : Ublo.ca

AVERTISSEMENT

Cet ouvrage a pour but de vous guider dans votre démarche de perte de poids. L'application des renseignements fournis dans cet ouvrage ne garantit aucun résultat. Le contenu de cet ouvrage est fourni à titre d'information uniquement et ne constitue pas un avis professionnel sur quelques sujets que ce soit. Cet ouvrage ne remplace d'aucune manière les conseils d'un médecin qualifié, d'un professionnel de la santé, d'une nutritionniste ou d'un professionnel de la forme physique. Vous devez toujours demander l'avis d'un professionnel de la santé qualifié pour toute question que vous pourriez avoir concernant votre condition médicale et votre état de santé avant de commencer un programme de perte de poids et d'entraînement tel que présenté dans cet ouvrage. Prenez note que toutes les questions concernant votre état de santé nécessitent une surveillance. Ni votre acquisition, ni votre utilisation de cet ouvrage n'établissent une relation médecin-patient, ou toute autre relation thérapeutique, entre vous et l'auteur. Par ailleurs, ni l'auteur, ni aucune personne associée à cet ouvrage ne seront tenus responsables pour toute blessure, toute perte ou tout dommage causé à toute personne agissant ou en s'abstenant d'agir découlant directement ou indirectement de toute information contenue dans cet ouvrage. Enfin, l'application des techniques, des idées et suggestions présentées dans cet ouvrage est fait à la seule discrétion et au risque du lecteur.

Si vous présentez des problèmes musculaires ou articulaires, des problèmes de santé, des troubles cardiovasculaires ou pulmonaires, des facteurs de risque pour la santé tels : consommation de tabac, hypertension, diabète, taux de cholestérol élevé, stress, ou ressentez de la fatigue et de l'essoufflement, il est important que vous obteniez l'autorisation de votre médecin avant de débuter un programme d'entraînement.

Les exemples de discussions et d'entretiens avec des clients constituent des résumés généraux destinés à conserver l'anonymat des clients et la confidentialité des informations.

TABLE
DES MATIÈRES

Avertissement 3

Partie 1 : Le véritable sens du mot « maigrir » 7

01 Une histoire de perte de poids 9

02 Un moment de réflexion avant de débuter 14

03 Votre corps est le seul que vous possèderez durant cette vie..............16

04 L'urgence de maigrir 18

05 Votre pire ennemi...20

06 Gagner quelque chose conduit à en perdre une autre 23

07 Le temps passe 26

08 Prêt à faire ce qu'il faut et accepter la réalité afin de maigrir
    une fois pour toutes ? 27

09 La fin n'est jamais la fin 28

10 Et puis, avez-vous toujours envie de devenir un héros ? 29

11 J'ai vraiment accepté 31

12 Maigrir intelligemment et une fois pour toutes 33

Partie 2 : Amorcer le processus de perte de poids 35

13 Mettre en place les fondations 36

14 Modifier vos croyances 37

15 Vos connaissances sur le fonctionnement du métabolisme................40

16 Votre poids santé...42

17 Restez calme, détendu et lisez de nouveau 45

18 Déterminer votre métabolisme de base..46

19 Déterminer votre apport calorique quotidien 48

20 Remplir votre journal alimentaire 53

21 Entreprendre votre programme cardio...54

22 Gérer vos comportements et votre perte de poids..............................60

Partie 3 : Pour le reste de votre vie..**63**

23 Construire votre réussite un comportement à la fois............................64

24 Vous l'oublierez, mais le secret est dans le plan initial.........................66

25 Un jour, vous devrez cesser de maigrir..68

26 Mais il y aura un moment critique où tout risque de basculer..............69

27 Le stress et les émotions...71

28 Vous serez confronté parfois à l'injustice (réelle ou inventée)...............72

29 Vous avez vécu une transformation..75

30 Accumulez les petits succès 76

31 Les caractéristiques de gens qui réussissent.......................................77

32 Le voyage d'un héros 79

Partie 4 : Votre futur **81**

33 Comment utiliser ce livre 82

34 Choisir sa vie 83

35 Vos résultats dans 3 ans..84

36 Et dans 5 ans ? 85

37 Et dans 10 ans ? 86

38 Ce livre doit vous accompagner..87

Contact **88**

PARTIE 1
LE VÉRITABLE SENS DU MOT « MAIGRIR »

01
UNE HISTOIRE
DE PERTE DE POIDS

Mes premières armes à titre de coach en perte de poids remontent à plusieurs années. À l'époque, j'avais obtenu un contrat avec une compagnie pharmaceutique qui venait de lancer un médicament amaigrissant, afin d'encadrer les patients qui prenaient cette médication.

Dès lors, j'ai commencé à comprendre que le «monde» de la perte de poids avait quelque chose d'étrange, de complexe et de fascinant.

Je me rappelle un de mes premiers clients. Celui-ci mesurait 170 cm et lorsque j'ai mesuré sa circonférence de taille, j'ai obtenu le chiffre extraordinaire de 157 cm. Ma conclusion a été «Eh bien! C'est la première fois que je vois ça, il est presque aussi rond qu'il est long». Il s'est sûrement rendu compte du fait que j'étais totalement déstabilisé pour me dire : «C'est vous qui allez faire des miracles pour moi». Et de lui répondre : «Je ne vois pas comment je pourrais maigrir à votre place».

Il y a eu aussi cet autre client qui entre dans mon bureau tout joyeux et me dit : «C'est vraiment fantastique, ça veut dire qu'avec ce médicament je vais pouvoir manger encore davantage».

Et il y a eu ce couple. Au moment où je leur explique qu'ils devront éviter de consommer un gros sac de croustilles chaque soir. La femme se met alors à pleurer et me dit : «J'espère que ça ne va pas être comme ça toute notre vie ?»

Oui, je le savais déjà, mais c'est à ce moment que j'ai «compris» à quel point le comportement humain joue un rôle majeur sur la prise de poids. J'ai aussi compris que dans bien des cas, il n'y a plus rien à faire. Il est impossible d'aider une personne qui ne veut pas s'aider elle-même.

C'était aussi l'époque de la fin de mes études doctorales en médecine expérimentale. Les connaissances sur la perte de poids se résumaient au modèle mathématique (plus de détails sur ce sujet plus loin) et à la crainte quasi irrationnelle quant à la consommation de lipides. Eh oui, même la «science» de la perte de poids à l'époque se résumait à : consommer le moins de calories possible, diminuer au maximum la consommation de lipides et dépenser le plus de calories possible par l'exercice. Il existait une espèce de consensus scientifique, mais le problème est que peu de scientifiques se rendaient compte que les personnes suivant ces recommandations n'arrivaient tout simplement pas à maigrir. Ou bien, si elles y arrivaient, leur succès était éphémère.

Également à cette époque, le cardiologue Dean Ornish démontra l'efficacité de la diète végétarienne sur la réduction des plaques d'athérome (les plaques qui s'accumulent et finissent par bloquer les artères). Bien qu'efficace, ce ne fut qu'une mode.

À l'hôpital où j'étudiais, j'ai pu assister à une conférence de Montignac, venu expliquer aux médecins et scientifiques, les tenants de sa théorie. Une autre approche ayant démontré une très bonne efficacité, mais qui elle aussi perdit de l'importance au fil des années.

Ainsi, selon mon point de vue, il n'existait que de grandes théories, mais rien qui explique les mécanismes qui font qu'une personne stocke ou brûle de gras. Beaucoup de connaissances semblaient nous manquer.

Mon plus grand bonheur était d'avoir accès à un laboratoire de physiologie de l'exercice, qui me permettait d'évaluer le métabolisme (utilisation des réserves énergétiques) au repos et à l'effort. Une de mes premières constatations : chacun possède un métabolisme qui lui est propre et qui réagit à sa façon en fonction des différentes demandes de l'environnement. Ainsi, comment une seule théorie de la perte de poids aurait-elle pu permettre à un grand nombre de personnes de maigrir puisque sur le plan métabolique, tout le monde est différent et réagit différemment selon les demandes de l'environnement ? En somme, j'observais, je me questionnais, mais n'obtenais encore aucune réponse satisfaisante.

Un jour, je me suis donc assis avec mon directeur de recherche d'études doctorales et lui ai dit : « Nous avons un des laboratoires de physiologie de l'exercice les plus perfectionnés au monde et j'ai l'impression que nous pourrions faire bien plus, en apprendre encore davantage sur le fonctionnement du métabolisme au repos et à l'effort ». À sa façon particulière, il m'a alors répondu quelque chose qui me permettait de comprendre : « Il est là pour être utilisé, alors sert-en et apprend ».

J'ai donc entrepris mes premières expérimentations. Une de mes plus étranges, mais combien enrichissante expérience, fut de placer des sujets sur un tapis roulant, de les brancher à un électrocardiogramme, de leur demander de marcher et d'évaluer leurs réactions physiologiques en continu. Vous me direz qu'il n'y avait rien de spectaculaire à cela. Mais, j'y ai ajouté un peu de piquant. En fait, j'avais demandé préalablement à mes sujets d'identifier des situations qu'ils jugeaient comme stressantes. Et pendant qu'ils marchaient sur le tapis roulant, je leur ai demandé de parler de ces situations à voix haute afin que je puisse enregistrer leur «discours». Quelle panoplie de réactions variées ai-je pu observer ! C'était troublant, car je pouvais me perdre dans tant de réactions physiologiques différentes, mais c'était fascinant, car personne ne réagissait de la même manière. Le métabolisme de chaque sujet tentait de s'adapter de façon différente aux demandes de l'environnement (ici un stress psychologique). Je comprenais qu'il se cachait quelque chose d'important, mais encore une fois, je ne pouvais mettre le doigt dessus.

Une fois mes études doctorales terminées, je possédais déjà mon entreprise, opérant un laboratoire de physiologique de l'exercice et analysant ainsi des métabolismes au repos et à l'effort. Au fil des années, une fois loin derrière les premières et difficiles années en affaires, mon entreprise connut de plus en plus de succès et donc, j'en arrivai à faire des milliers de tests. Des milliers d'observations du fonctionnement du métabolisme au repos et à l'exercice.

Et puis, après tant de tests et d'observations, je compris enfin. *Le corps (métabolisme) gère ses réserves énergétiques de manière à répondre au meilleur de ses capacités aux demandes de l'environnement et son travail principal est de survivre.* Je n'avais rien inventé, j'avais juste enfin compris et surtout «mesuré» ce que cela signifiait vraiment.

Mes données me démontraient qu'il y avait une sorte de ZONE centrale où le corps s'adaptait et deux zones extrêmes où il se dégradait : la sédentarité jointe à une nutrition défaillante ; et l'entraînement de haute intensité jointe à une privation de nourriture. Dans le premier cas, le corps stocke du gras, car ses réserves énergétiques sont à peine utilisées et dans le second, le corps stocke du gras pour survivre au stress physiologique imposé.

Oui, j'avais enfin trouvé la réponse que je cherchais. Mais, avais-je raison ? C'est alors que j'ai commencé à parcourir les congrès scientifiques où les meilleurs scientifiques du monde dans mon domaine présentaient les résultats de leurs recherches. Quelle joie de constater que je n'étais pas le seul à comprendre le fonctionnement du métabolisme sous cet angle !

Ainsi, j'avais raison. Mais, il fallait mettre en application ces connaissances. Ce fut alors les débuts de mon programme de perte de poids axé sur l'analyse du fonctionnement du métabolisme au repos et à l'effort.

À ses débuts, mon programme engendrait d'excellents résultats pour la majorité de mes clients. Cependant, je savais très bien que pour améliorer mon programme, je devrais arriver à comprendre ce qui amène certaines personnes à résister à la perte de poids.

Mes clients qui résistaient à la perte de poids m'ont poussé à comprendre les raisons de ce problème. La première réponse à celui-ci se voulait assez simple. Certaines personnes affirment vouloir maigrir, mais n'agissent pas en conséquence. C'est à partir de ce moment que j'ai réalisé ce qu'implique vraiment le terme « maigrir » sur le plan humain. En fait, je définis le terme « maigrir » ainsi : atteindre un poids santé et le maintenir pour le reste de sa vie. Il s'agit là d'un défi de taille, car il ne suffit pas de maigrir. Il devient essentiel d'acquérir et de maintenir de nouveaux comportements pour le reste de sa vie. C'est pourquoi je n'ai jamais voulu présenter mon programme comme une approche miracle qui promet une perte de poids rapide. Je préférais dès le départ travailler avec la réalité : maigrir est un défi de taille que peu de personnes ont le courage de relever. J'ai donc orienté mon programme en ce sens.

La deuxième réponse au problème de la résistance à la perte de poids était aussi évidente, mais pas si facile à contrôler. Nous vivons dans un monde qui exige beaucoup de nous. Nous imposons à notre corps des demandes intenses auxquelles il est biologiquement incapable de répondre sur le long terme. Le stress, l'insomnie, les longues heures de travail, les multiples problèmes de santé, l'alimentation moderne, la sédentarité, l'épuisement à l'exercice, les habitudes de vie, etc. représentent un ensemble de facteurs qui affectent à un point tel le fonctionnement du métabolisme, que cela rend la perte de poids presque impossible. Le corps tente de survivre à ce stress physiologique intense, et pour survivre, il doit stocker du gras. Dans ces conditions, le corps ne fait que son travail. Dans ces conditions, une personne qui veut perdre du poids doit faire un certain « ménage » dans sa vie. Est-ce toujours possible ? La personne veut-elle faire un tel ménage ? Il n'y a pas de réponses prédéfinies.

Dès lors, pour moi, maigrir touchait une dimension humaine et une dimension métabolique qui étaient en étroite relation. Un client ne pouvait être coupé en morceaux, je devais le considérer dans une perspective humaine globale.

Étrangement, je voyais dans mon approche de la perte de poids des similitudes avec d'autres domaines de la vie. À titre d'exemple, certains de mes amis souhaitaient réussir dans le domaine des affaires. En parler était facile, mais passer à l'action était une tout autre chose. Et pour ceux qui passaient à l'action, afin d'obtenir de bons résultats, ils devaient appliquer les bonnes stratégies (comportements) et les répéter jour après jour pour le reste de leur vie. Mais, il est facile d'oublier quand on n'utilise pas les bons outils. Ainsi, plusieurs considéraient le volume de travail comme garant de la réussite. Mais combien se sont épuisés avant d'avoir atteint des résultats satisfaisants ? Beaucoup. Et, lorsque les difficultés se présentaient, ils devaient avoir la force nécessaire pour se remettre en question et retrouver la voie vers la réussite. Mais, les problèmes révèlent qui nous sommes vraiment. Abandonnons-nous ou allons-nous de l'avant à ce moment ? Ce n'est pas un voyage que tous peuvent réussir.

Aujourd'hui, je sais que « maigrir » ne se résume aucunement au poids que vous perdez sur la balance. Maigrir avec succès constitue un défi de haut niveau, car cela touche les aspects humains les plus profonds.

Pour maigrir, mes clients doivent prendre conscience de cette dure et implacable réalité. Maintenant, je vous raconte ce que j'enseigne à mes clients dans mon quotidien. Pour le reste, vous êtes la seule personne qui peut faire ce qu'il faut pour maigrir. La vraie question est : êtes-vous prêt à faire ce qu'il faut ? Pour y répondre, je vous invite à entreprendre ce voyage grandiose. Un voyage que seuls les héros parcourent.

02
UN MOMENT DE RÉFLEXION AVANT DE DÉBUTER

Pour la plupart des gens, maigrir se résume à perdre du poids sur la balance. Et, plus vite ce sera fait, plus vite, elles pourront retourner à leurs bonnes vieilles habitudes de vie et reprendre ainsi tout le poids perdu, et même davantage.

Si vous vous arrêtez un instant pour réfléchir à l'absurdité de cette situation, vous comprendrez que maigrir représente beaucoup plus que le poids que vous perdez. Pourquoi ? Parce que le véritable objectif est d'atteindre un poids santé et le maintenir pour le reste de votre vie.

Déjà, je vous entends penser : «Oui Denis, c'est cela le véritable but de la perte de poids». Très bien, alors je vous relance avec une autre question : quelles sont les implications de cet objectif ? Lisez attentivement la réponse.

1. Vous devez suivre un plan précis.

2. Vous devez investir du temps dans votre démarche.

3. Vous devez suivre votre plan pour le reste de votre vie.

4. Vous devez donc changer de style de vie.

5. Vous devez réaliser que les excuses dont vous vous servez pour justifier vos abus de nourriture ne tiennent plus la route.

Non, atteindre un poids santé et le maintenir pour le reste de votre vie ne constitue pas une tâche facile, car vous devez acquérir de nouveaux comportements et avoir le courage nécessaire pour les appliquer jour après jour. Ainsi, vous vous construisez un nouveau style de vie et ensuite, vous atteindrez votre objectif.

La réalité est que cet objectif (atteindre un poids santé et le maintenir pour le reste de votre vie) n'est pas un objectif de seulement quelques mois. Non, vous devrez maintenir votre nouveau style de vie pour le reste de vos jours. Revenez en arrière quelques mois et vous reprendrez tout le poids perdu. N'est-ce pas une réalité absolument injuste et sauvage ? Absolument, mais c'est la réalité. Alors, les meilleures excuses du monde pour justifier que vous ne faites pas ce qu'il faut, celles du genre : «Il faut bien se faire plaisir de temps à autre», ne vous empêcheront jamais d'engraisser. Vous pouvez tenter de vous rassurer en vous disant : «Ce n'est pas si grave que ça», votre corps lui se moque totalement de ce que vous croyez, il ne fait que gérer au mieux ses réserves énergétiques (calories). Abusez et il stockera du gras, même si vous croyez fermement que ce n'est pas si grave que ça.

Maigrir est un cheminement, un voyage pour les héros. Ces héros qui acceptent tout ce qu'implique «atteindre un poids santé et le maintenir pour le reste de votre vie». Peu de gens sont prêts à cela. Et à ce moment-ci de votre réflexion, demandez-vous si VOUS êtes prêt à cela.

Je sais, vous êtes motivé et vous répondez «OUI Denis, je veux aller de l'avant». Alors bienvenue. Mais attendez, vous pensez que c'est si facile. Vous rencontrerez de nombreuses embuches : un poids qui stagne, des tentations, vos bonnes vieilles excuses, le relâchement, les difficultés et le stress de la vie quotidienne, vos émotions, le manque de temps, etc. En effet, les ennemis sont nombreux. Que ferez-vous ? Vous sentez-vous capable d'affronter toutes ces situations ?

Je vous le répète, maigrir c'est pour les héros. Pas pour les personnes qui cherchent une approche miracle afin de maigrir rapidement. Maigrir c'est pour les héros, les personnes qui possèdent une vision à long terme et qui sont déterminées à passer au travers des nombreuses difficultés qu'elles rencontreront. Maigrir c'est pour les héros qui ne se découragent pas à la première difficulté rencontrée et qui en profitent ainsi pour revenir au galop à leurs bonnes vieilles habitudes de vie qui les ont amenés à vivre avec un surplus de poids.

Maigrir, c'est pour les héros. En serez-vous un ? Là est la vraie question.

03

VOTRE CORPS EST LE SEUL QUE VOUS POSSÈDEREZ DURANT CETTE VIE

Votre corps est le seul que vous possèderez durant cette vie. Aussi, c'est à travers lui que vous vous exprimez et que vous communiquez avec les gens qui vous entourent.

Perdre du poids signifie principalement le désir d'apprécier votre corps. Oui, l'élément motivateur de certaines personnes se veut la santé, mais la réalité est que la majorité des personnes souhaite retrouver un corps qui leur plaît. Et, il n'y a rien de mal à cela.

Quand le surplus de poids ou l'obésité vient mettre en péril la perception de votre corps et que celui-ci ne représente plus qui vous êtes vraiment intérieurement et ce que vous souhaitez exprimer à travers celui-ci, vous savez alors qu'il est temps pour vous de changer la situation.

Je le répète, je crois qu'être fier de votre apparence est louable. Trop souvent par contre, cet objectif de retrouver un corps qui vous plaît amène à vouloir maigrir rapidement, car vous voulez éliminer le problème de l'insatisfaction quant à votre corps le plus rapidement possible.

Cependant, il ne s'agit pas du véritable objectif. Le véritable objectif de la perte de poids est **d'atteindre un poids santé et de la maintenir pour le reste de votre vie**.

Je vous entends penser : « Mais Denis, c'est la même chose, je veux simplement perdre du poids. »

D'accord. Mais, si votre objectif consiste à fuir le plus rapidement possible l'insatisfaction que vous éprouvez quant à votre corps, que ferez-vous ? Vous voudrez maigrir le plus rapidement possible. Et, que font les gens quand ils désirent maigrir rapidement ? Ils suivent une diète sévère et s'épuisent à l'entraînement. Et, quel est le véritable résultat de cette façon d'agir ? Oui, oui, vous connaissez la réponse, car vous avez vécu cette situation à de nombreuses reprises. Une fois votre poids perdu, vous le reprenez au complet et même davantage dans les semaines ou les mois qui suivent. Dans ces conditions, vous ne pouvez prétendre avoir réussi.

Alors, si le véritable objectif est **d'atteindre un poids santé et de le maintenir pour le reste de votre vie**, ceci signifie que votre vision de la perte de poids, vos actions et vos comportements doivent changer.

Au lieu de passer votre vie entière à aller de régime en régime et d'en revenir toujours au même point, vous devez acquérir et maintenir l'équilibre de vie qui vous permettra d'atteindre un poids santé et de le maintenir pour le reste de votre vie.

Pour cela, vous devez changer de style de vie. Et ça, c'est pour les héros.

04
L'URGENCE DE MAIGRIR

Toute cette réflexion vous semble logique n'est-ce pas ? Mais voilà que vous vous regardez devant le miroir et… la panique s'installe. «Non, ce n'est pas moi. Comment ai-je pu prendre autant de poids ? Ça ne fait aucun sens. JE DOIS FAIRE QUELQUE CHOSE IMMÉDIATEMENT ! »

Et la panique embrouille votre cerveau. La situation devient pour vous inacceptable et émerge en vous cette éphémère motivation – laquelle s'apparente à un sentiment d'urgence interne – qui vous permet de passer à l'action.

Et, «URGENCE » requiert bien sûr une solution radicale.

Vous ne réfléchissez pas, vous allez de l'avant et entreprenez la même stratégie qu'auparavant : une diète radicale et de l'entraînement de haute intensité afin de brûler le plus de calories possible.

Et puisque vous avez lu à propos de cette nouvelle diète miracle qui combinée à un programme d'exercices de haute intensité à raison de 92 entraînements quotidiens de 12 secondes chacun (oui, je sais, je caricature un peu), qui promet une perte de poids de 20 lb en une demi-journée (oui, je caricature encore davantage), vous y allez à fond. *«Oui, je le sens, c'est la bonne cette fois, je vais réussir ! Je vais garder ma motivation, je vais réussir ! Oui, j'en suis convaincu, je vais réussir cette fois »*.

Mais, sous le couvert de cette nouvelle approche miracle, vous ne réalisez pas qu'il s'agit de la même stratégie qui vous a conduit à l'échec lors de vos dernières tentatives de perte de poids. La même stratégie qui vous a conduit d'échec en échec toute votre vie peut-être… Oui, cela se résume à : privation de nourriture et épuisement par l'exercice. Si l'échec fut la conclusion de chacune de vos tentatives en utilisant ce genre de stratégie, pourquoi fonctionnerait-elle cette fois-ci ? Elle fonctionnerait parce que vous y croyez plus fort que la dernière fois ? Voyons, vous le savez, ça ne fonctionnera pas mieux.

Au lieu de foncer encore une fois tête baissée dans un mur de déceptions, prenez le temps de mettre en place cette toute nouvelle stratégie que je vous propose : l'équilibre de vie. Non, elle n'a rien de spectaculaire, mais c'est la seule façon de faire qui fonctionne vraiment.

En prenant le temps de mettre en place le plan qui vous permettra d'atteindre un poids santé et de le maintenir pour le reste de votre vie, la panique ne pourra plus être votre guide. Au lieu de vous heurter à un mur de déceptions encore une fois. Vous reprendrez le contrôle de votre vie et de votre corps.

Mais, cette vision de la vie, de la perte de poids, c'est pour les héros. N'est-il pas temps pour vous de devenir le héros de votre vie ?

05
VOTRE PIRE ENNEMI

«90 % de la perte de poids se passe entre vos deux oreilles». Cette affirmation peut sembler exagérée, mais elle sert simplement à exprimer le fait que vos pensées, vos émotions et vos comportements déterminent en majeure partie votre succès (une fois que vous appliquez la bonne stratégie de perte de poids).

Pour bien illustrer ce concept, poursuivons avec un exemple du type de discussions que j'entretiens avec certains de mes clients tout au long de leur processus de perte de poids.

Premier mois

— Bravo ! Une perte de 8 lb le premier mois c'est excellent.

— Oui, je suis vraiment content Denis, j'ai suivi le plan à la lettre.

— Alors, je te donne une note de 100 %. C'est vraiment une belle réussite, je te conseille de maintenir le plan tel quel pour le prochain mois.

Deuxième mois

— Encore bravo, une perte de 6 lb durant le dernier mois, c'est du beau travail.

— Oui... je pense... je ne suis pas certain. Je n'ai pas suivi le plan à la lettre. J'ai eu plusieurs repas d'affaires et il y avait de la boisson à profusion... Tu sais ce que c'est Denis...

— Oui, je sais ce que c'est, mais dis-moi, étais-tu obligé de boire autant d'alcool ?

— Euh... non. Mais c'est que tu ne t'en rends pas compte. On remplit ton verre tout le temps et ça finit par faire beaucoup d'alcool.

— Oui, je sais, mais étais-tu obligé de boire ? Quelqu'un t'a-t-il forcé ?

— Non, c'est juste difficile dans ce genre de circonstances. Tu comprends Denis ?

— Mais la vie est pleine de circonstances du genre où la tentation est présente. N'as-tu pas compris que pour atteindre ton objectif tu dois développer un meilleur contrôle de la situation et de toi-même ?

Troisième mois

— Denis, je ne suis pas fier de moi, je sais que j'ai repris du poids.

— Oui, effectivement depuis notre dernière rencontre tu as repris 3.5 lb. Que s'est-il passé ?

— Tu vois Denis, c'est l'été et je trouve ça beaucoup plus difficile. Il y a toutes sortes d'occasions pour boire et manger des choses que je ne devrais pas.

— Je sais bien, mais c'est ainsi pour tout le monde. Mais de ton côté, que veux-tu vraiment ?

— Je ne veux plus être obèse, je veux vraiment maigrir.

— Alors, si tu veux vraiment maigrir, même si c'est l'été, reviens simplement au plan initial que nous avons établi. Tu en es capable ?

— Bien sûr Denis, c'est ce que je vais faire, je te le promets.

Quatrième mois

— Denis, je ne suis vraiment pas fier de moi, je me dégoûte, j'ai perdu le contrôle et je dois me reprendre.

— Et outre trop manger qu'as-tu fait d'autre ? En fait, comme je mange beaucoup plus de calories, je fais beaucoup plus d'exercices afin de compenser.

— Donc, tu tentes de compenser un déséquilibre par un autre... N'est-ce pas ce que tu as fait toute ta vie et ce qui explique pourquoi tu es obèse aujourd'hui ?

— Mais Denis, je pensais bien agir.

— Non, tu ne pensais pas bien agir, tu veux simplement revenir à tes bonnes vieilles habitudes est espérant maigrir malgré tout.

— Tu as probablement raison.

— Vois-tu, maigrir repose sur un équilibre de vie. Pourquoi ne ferais-tu pas un choix aujourd'hui ?

— Lequel ?

— Si tu veux boire et manger à volonté, choisis de rester obèse... Qui pourra t'en vouloir puisque ce sera ton choix et que tu cesseras de te mentir à toi-même ?

— Mais Denis, ce n'est pas ça que je désire.

— Alors, si tu veux vraiment maigrir, arrête de te plaindre, de te trouver des excuses et des justifications, et de tenter de gérer un déséquilibre par un autre… Fais ce qu'il faut, suis le plan initial… Tu te souviens, celui qui fonctionnait dès le début.

Ah! Je vous entends penser «Denis, tu es une vraie brute, tu n'as pas honte de parler à tes clients ainsi?» Ma réponse est : non. À mon avis, ils me paient pour que je leur dise la vérité. Si la conclusion de cette discussion vous a ébranlé, serait-il possible qu'elle reflète des comportements que vous ne désirez pas voir?

Vos excuses, la croyance de pouvoir revenir à vos vieilles habitudes de vie sans créer de dommages ; l'autoflagellation pour vous donner bonne conscience ; et, la gestion d'un déséquilibre par un autre… Voilà comment vous devenez votre pire ennemi. Et cet ennemi est le plus extraordinaire de tous, car vous ne le voyez pas venir. Il vous manipule de l'intérieur et vous conduit à l'échec.

Lorsque vous maîtrisez cet ennemi intérieur, vos reprenez le contrôle de votre vie et de votre poids. Mais, le seul moyen de le maîtriser est de prendre le temps d'analyser vos pensées et comportements. De faire un travail sur vous-même.

Mais, ceci prend du temps et du courage. C'est un travail pour les héros. Ferez-vous le travail nécessaire pour en devenir un?

06

GAGNER QUELQUE CHOSE CONDUIT À EN PERDRE UNE AUTRE

Dans l'exemple du chapitre précédent, j'invite mon client à choisir entre rester obèse ou faire ce qu'il faut pour maigrir. S'il veut atteindre son objectif, il doit changer de style de vie. Ainsi, il doit appliquer, maîtriser et répéter pour le reste de sa vie les comportements qui lui permettront d'atteindre et de maintenir un poids santé. Faire autrement revient à se mentir à lui-même et vivre de ce fait des échecs répétés.

Bien que les diètes miracles et l'exercice de haute intensité soient à la mode depuis trop longtemps, la perte de poids doit se faire à travers la recherche d'un équilibre de vie. Il est totalement inutile de souffrir de la faim et de s'épuiser à l'entraînement afin de perdre du poids. Il faut juste une vie équilibrée.

Vous devez accepter le fait que pour atteindre votre objectif, vous devez acquérir un nouveau style de vie et abandonner celui que vous entretenez férocement depuis tant de mois ou d'années.

Pour y arriver, il faut au départ détruire plusieurs croyances erronées. Donc, les diètes miracles, la privation de nourriture et l'exercice de haute intensité, rien de tout ça ne fonctionne. Oui, ça fonctionne parfois à court terme, mais jamais à long terme. Quel est le véritable objectif de la perte de poids ? Vous vous en souvenez, j'espère ? Le véritable objectif : atteindre un poids santé et le maintenir pour le reste de votre vie.

Avec les diètes miracles et l'entraînement de haute intensité vient l'épuisement. Vous croyez que ces sacrifices en valent la peine ? Mais, vous avez déjà testé tout ça. Et où en êtes-vous aujourd'hui ? Au même point n'est-ce pas ?

Voici une petite discussion avec une de mes clientes pour illustrer le tout.

— Denis, j'ai commencé à courir depuis 3 mois et je n'arrive pas à perdre du poids. Je ne comprends pas, j'aime courir et je veux courir.

— Je crois que tu n'aimeras pas ma réponse. Veux-tu l'entendre malgré tout ?

— Je suis ici pour ça.

— Je viens de tester ta condition physique. Même si tu coures depuis 3 mois, ton niveau de condition physique est très faible et de plus tu as un important surplus de poids. Donc, tu dois oublier la course pour le moment.

— Mais Denis, je me mets en forme en courant, je ne comprend pas.

— Lorsque tu coures, quelle zone de fréquences cardiaques maintiens-tu ?

— 165 à 170 battements par minute.

— Vois-tu, ta zone idéale de fréquences cardiaques se situe entre 115 et 120 battements par minute, ce qui veut dire que tu peux marcher, mais pas courir.

— Mais Denis, je veux courir car j'aime courir.

— Quel est ton principal objectif, courir ou maigrir ?

— Maigrir !

— Alors tu dois marcher et respecter une zone de fréquences cardiaques de 115 à 120 battements par minute.

— Mais pourquoi je ne maigris pas grâce à la course ?

— Parce que tu n'es pas assez en forme et que tu traînes trop de poids. Tu atteins donc la zone de fréquences cardiaques où tu épuises tes réserves énergétiques, ce qui engendrent un stress physiologique et oblige ainsi ton corps à stocker du gras.

— Est-ce que je pourrais au moins courir une à deux fois par semaine.

— Non.

— Mais j'ai besoin de courir.

— Quel est ton principal objectif, courir ou maigrir ?

— Maigrir.

— Alors, pour le moment cesse de croire que courir te permettra de maigrir et marche tout simplement.

— Mais c'est difficile à croire ce que tu racontes Denis.

— C'est simple, tu peux choisir de continuer à courir sans arriver à perdre du poids, ou tester mon approche. Que choisis-tu ?

— Mais pourquoi dis-tu que je ne perdrai pas de poids en courant. Parce que cela fait trois mois que tu coures et que tu n'as pas perdu de poids.

— Que choisis-tu ?

Vous réalisez à quel point les croyances ont une emprise sur vous n'est-ce pas ? À ce moment-ci, vous trouvez possiblement difficile de concevoir que consommer suffisamment de calories et vous entraîner à basse intensité pourraient vous permettre de maigrir. Mais, n'êtes-vous pas ici pour donner à votre corps l'équilibre dont il a besoin afin qu'il se transforme enfin ?

Pour gagner, vous devez « perdre » vos croyances. Et ça, c'est un travail pour les héros.

07
LE TEMPS PASSE

La réalité est que le temps passe. Vous regardez en arrière et comprenez que vous vivez avec votre problème de surpoids ou d'obésité depuis des années. Vous regardez en avant et ne voyez pas comment votre situation changera.

Maigrir nécessite d'effectuer un travail sur vous-même, un travail bien plus intense que vous ne pouvez l'imaginer. Aussi difficile soit-il, c'est la seule voie qui vous permettra d'atteindre votre objectif.

Vous devez donc acquérir de nouvelles connaissances, adopter de nouveaux comportements et répéter ces mêmes comportements jour après jour pour le reste de votre vie.

Ce n'est pas une vérité facile à entendre et encore moins à appliquer. Mon but est de vous offrir les outils pour y arriver. Tout cela implique un investissement de temps et d'efforts de votre part.

Dans 5 ans, présenterez-vous encore le même problème de surpoids ou d'obésité ? Qu'en a-t-il été de vos 5 ou 10 dernières années ? Regardez en arrière… et regardez en avant maintenant. Le temps passe. N'est-il pas temps de trouver l'équilibre de vie qui vous conduira à atteindre un poids santé et le maintenir pour le reste de votre vie ?

Ce temps qui passe si rapidement. Maigrir, c'est le reflet de votre vie. Faites en sorte qu'elle soit fantastique. Maigrir, c'est un voyage pour un héros.

08

PRÊT À FAIRE CE QU'IL FAUT ET ACCEPTER LA RÉALITÉ AFIN DE MAIGRIR UNE FOIS POUR TOUTES ?

Vous êtes toujours prêt à faire ce qu'il faut pour maigrir ? Quoi ? Vous dîtes OUI ! Mais laissez-moi vous faire part de quelques monstrueuses vérités que vous devrez accepter ou affronter :

- Vous ne perdrez pas de poids rapidement (pour les femmes entre 0.5 lb [200 grammes] et 1.25 lb [570 grammes] par semaine et pour les hommes entre 1 lb [450 grammes] et 1.5 lb [680 grammes] par semaine).

- Vous devrez acquérir et maintenir de nouvelles habitudes de vie pour le reste de votre vie. Donc, les choses ne se feront pas par elles-mêmes.

- Vous devrez confronter vos propres pensées et vos comportements afin de cesser de vous donner des excuses pour vous « autoriser » à revenir à vos bonnes vieilles habitudes de vie. Celles qui vous ont conduites où vous en êtes aujourd'hui.

Acceptez ces vérités, et vous les affronterez efficacement. Votre transformation ne s'avèrera pas rapide. Elle se présentera progressivement. Vous construirez au départ des fondations solides sur lesquelles reposera votre réussite. Vous rencontrerez des difficultés, mais vous possèderez les connaissances nécessaires afin de trouver la solution.

Non, lorsque vous atteindrez votre objectif, vous ne serez plus jamais la même personne. Maigrir constitue une tâche colossale. À la fin de votre parcours, vous constaterez qu'atteindre votre poids santé et le maintenir pour le reste de votre vie constitue une réussite exceptionnelle.

Maigrir intelligemment, c'est pour les héros.

09
LA FIN N'EST JAMAIS LA FIN

Quel est votre objectif de perte de poids ? 15 lb [7 kg], 25 lb [11 kg], 40 lb [18 kg] ou 60 lb [27 kg] ? Combien ? Mauvaise réponse… Votre objectif est d'atteindre un poids santé et de le maintenir pour le reste de votre vie.

Oui, cela se traduira par un chiffre sur votre balance, mais un problème en découle. Si votre objectif se résume dans votre esprit à l'atteinte d'un chiffre sur la balance, une fois celui-ci atteint, comme bien des gens vous risquez de penser «Youpi ! J'ai atteint mon objectif, mon calvaire est enfin terminé». Vous savez quelle est la dure réalité ? L'atteinte de votre poids santé n'est que le début. Vous devrez ensuite, pour le reste de votre vie, maintenir les comportements qui vous ont conduit à la réussite.

Les prochains chapitres vous expliqueront comment établir votre plan. Ce plan lui-même ne signifie rien si vous ne le mettez pas en application. Ce plan se résume à des stratégies qui doivent s'appliquer sous la forme de comportements. Comportements qui donneront des résultats à long terme.

Répéter ces comportements chaque jour pour le reste de votre vie signifie que vous exploitez les forces de votre nouveau style de vie. Mettez fin à ces comportements et vos résultats s'évanouiront rapidement.

La fin n'est jamais la fin. C'est l'implacable vérité, le coût véritable lié à l'atteinte de votre poids santé et au maintien de celui-ci pour le reste de votre vie.

Maigrir c'est pour les héros.

10
ET PUIS, AVEZ-VOUS TOUJOURS ENVIE DE DEVENIR UN HÉROS ?

Un de mes clients, obèse morbide (donc 51 % du poids de son corps était constitué de graisse), travaillait pour une importante compagnie.

Voici donc un résumé de nos conversations.

— Denis, il est temps pour moi de faire quelque chose. Ma santé se détériore et je n'ai que 38 ans.

— Très bien, alors nous allons mettre en place les étapes nécessaires pour vous permettre de retrouver une meilleure santé.

— Oui, je suis d'accord, que faut-il que je fasse ?

— Alors, je viens d'évaluer le fonctionnement de votre métabolisme et je vais donc vous demander de remplir quotidiennement un journal alimentaire afin que je puisse suivre votre évolution. Vous devrez faire 3 séances de 25 minutes de cardio à intensité légère par semaine.

— Oui, mais Denis, ça demande beaucoup de temps tout ça.

— Qu'est-ce qui demande beaucoup de temps ?

— Bien, remplir le journal alimentaire, 25 minutes de cardio 3 fois par semaine, venir te rencontrer, etc.

— Donc, vous venez me rencontrer dans quel but ?

— Bien, je te l'ai dit Denis, pour maigrir.

— D'accord, mais qui doit faire le travail selon vous.

— Je sais que c'est moi Denis. Mais, je travaille pour une très importante compagnie et j'ai un poste tout aussi important.

— Mais alors c'est fantastique, nous avons la réponse qu'il nous faut.

— La réponse à quoi, je ne comprends pas ?

— C'est simple, vous allez échouer.

— Quoi, comment peux-tu dire que j'échouerai ?

— Mes années d'expérience. En fait, vous venez de sous-entendre que votre travail est la valeur la plus importante pour vous. Avant même d'avoir entrepris la moindre action pour améliorer votre santé, vous venez de me dire que votre travail passera toujours avant votre santé.

— Non Denis. Ce n'est pas ce que je veux dire.

— Peu importe ce que vous dites ou direz, vos actions parleront d'elles-mêmes, vous continuerez à maintenir vos habitudes de vie actuelles et n'en changerez pas de si tôt, car vous n'avez pas fait le cheminement nécessaire afin d'arriver à changer de style de vie.

Ah ! Je vous entends encore penser : « Mais quelle attitude déplorable, il ne veut pas prendre sa santé en main celui-là ». Vraiment ? Réfléchissez un instant : êtes-vous si différent ? Combien de fois dans votre vie avez-vous choisi d'investir du temps sur toutes sortes d'activités autres que celles qui auraient bénéficié à votre santé ? Si votre réponse est du genre : « Ça m'est arrivé Denis. Mais je manquais de temps. Beaucoup de choses me sont arrivées, et je n'ai pas eu le temps de m'occuper de moi », dans ce cas dites-moi en quoi vous êtes différent de mon client ?

Souvenez-vous, quand quelqu'un arrive en retard à une réunion, vous dîtes : « il n'est jamais capable d'arriver à l'heure ». Et, quand VOUS arrivez en retard à une réunion : « Excusez mon retard, ce n'est pas de ma faute, il y avait du trafic ».

Maigrir est pour les personnes qui mettent leur santé au plus haut niveau de leurs priorités. Pas d'excuses, elles passent à l'action. Non, pas d'excuses…

Maigrir, c'est pour les héros.

11
J'AI VRAIMENT ACCEPTÉ

Je le sens, vous êtes prêt pour un autre petit compte-rendu de discussion.

Premier mois

— Denis, j'ai vraiment compris que maigrir prendrait le temps nécessaire. Je vise une perte de poids lente et constante. Depuis les 3 dernières années, je n'ai pas réussi à perdre de poids. Il est temps pour moi d'agir autrement.

— C'est très bien. Prenez le prochain mois pour mettre en place votre programme. Ne vous mettez pas de pression. Vous ne pourrez atteindre la perfection. Prenez le temps de comprendre la démarche. Selon vos résultats, je pense que vous perdrez au rythme de trois quarts de livre (340 grammes) par semaine.

— C'est parti, je change de style de vie.

Deuxième mois

— C'est mieux que ce à quoi je m'attendais, vous avez perdu 5 lb en un mois, félicitations !

— Hummm.

— Que signifie ce Hummm ?

— Bien, pour être franche, je suis un peu déçue car je m'attendais à de meilleurs résultats.

— OK… Et où s'en est allée cette belle philosophie où maigrir prendrait le temps nécessaire ? Vous vous souvenez de notre discussion lors de notre première rencontre ?

— Je sais bien, mais c'est un peu décevant quand même.

— Et qu'est-ce qui est décevant ?

— Je visais 7 lb le premier mois.

— Et donc, cette perte de 5 lb est pour vous un échec. Lors de notre première rencontre, à qui avez-vous menti, à moi ou… à vous-même ?

Il existe parfois un écart considérable entre affirmé que vous acceptez une situation et l'accepter vraiment le moment où vous y faites face.

Si vous entreprenez cette démarche et que votre « désir profond » est de perdre du poids rapidement, vous échouerez. Ne vous leurrez pas. Vous entreprenez aujourd'hui une démarche à long terme qui implique un changement de style de vie, qui s'accompagne d'une perte de poids lente et saine.

Maigrir vraiment, c'est maigrir une fois pour toutes. Et ça, c'est pour les héros.

12

MAIGRIR INTELLIGEMMENT ET UNE FOIS POUR TOUTES

Comprenez-vous ? Maigrir est un cheminement personnel. Un parcours pour les héros.

Que choisissez-vous, pour vous, maintenant ? Peu importe votre choix, faites-le, et acceptez-en les conséquences.

Maigrir c'est pour les héros, ceux qui cheminent, évoluent, se transforment intérieurement et adoptent des comportements efficaces, qu'ils maintiendront sans rechigner, pour le reste de leur vie.

Vous pouvez aussi choisir de continuer à boire et manger à volonté. Toutefois, en faisant ce choix acceptez-en les conséquences : surplus de poids ou obésité.

Il n'existe pas de solutions intermédiaires.

Maigrir, c'est pour les héros, ceux qui font les choix nécessaires à l'atteinte de leur objectif. Leur récompense : maigrir intelligemment et une fois pour toutes.

PARTIE 2 AMORCER LE PROCESSUS DE PERTE DE POIDS

13

METTRE EN PLACE LES FONDATIONS

Ça y est. Vous allez entreprendre ce voyage héroïque. Il est temps pour vous de mettre en place votre programme. Les prochains chapitres vous guideront pas à pas.

Prenez le temps de lire, de réfléchir et de revenir aussi souvent que nécessaire sur chacun des chapitres. Rappelez-vous que je vous invite à acquérir de nouvelles connaissances, qui vous amèneront à adopter de nouveaux comportements, comportements que vous devrez intégrer à votre vie au fil des prochains mois. Tout cela nécessite du temps, de la patience et de la réflexion.

Ce ne sera pas une tâche facile, vous rencontrerez de nombreuses difficultés. Mais vous serez équipé pour les affronter. Votre victoire n'en sera que plus gratifiante.

Maigrir c'est pour les héros.

14

MODIFIER VOS CROYANCES

Une croyance est une idée que nous avons quant au fonctionnement du monde, d'une situation, d'une chose ou d'un évènement.

Une croyance est donc une «vérité» que nous considérons comme immuable parce que nous l'entretenons dans nos pensées. Et, comme nos pensées nous appartiennent, il est très rare que nous les remettions en question.

Comme je vous l'expliquerai plus loin, la perte de poids repose sur le fonctionnement de votre métabolisme et comment celui-ci distribue et utilise les réserves énergétiques de votre corps. Malheureusement, depuis des décennies, la perte de poids est considérée sous un angle purement mathématique.

Ainsi, comme une livre de gras (450 grammes) contient 3500 calories d'énergie, il est donc considéré que dépenser (par l'exercice) ou réduire son apport calorique de 3500 calories conduira à une perte d'une livre (450 grammes) de gras.

Cette notion de la perte de poids vous a donc été « vendue » de toutes les manières possibles par votre mère, votre père, un cousin, des amis, des publicités, des promotions de programmes et diètes miracles, etc. Et cette croyance s'est incrustée très solidement dans votre esprit. Vous y croyez tellement, que vous ne pouvez même pas imaginer que maigrir puisse fonctionner différemment.

Ce modèle mathématique de la perte de poids qui s'est incrusté dans les esprits au point d'en devenir une croyance populaire a ainsi engendré des comportements aberrants. Donc, la réponse à cette croyance vous conduit à dépenser (par l'exercice) le plus grand nombre de calories possibles et à réduire au maximum votre apport calorique.

En somme, pour répondre aux exigences de cette croyance, vous vous épuisez à l'entraînement et souffrez de la faim constamment.

Si ce modèle mathématique de la perte de poids (croyance) fonctionnait vraiment, vous ne seriez pas en train de lire ce livre. Oui, à court terme vous observerez une perte de poids en utilisant ce modèle. Mais, comme votre corps est placé en situation de stress physiologique, après quelques semaines, votre métabolisme ralentira afin de dépenser le moins de calories possible. Également, il stockera davantage de gras afin de constituer des réserves d'énergie, au cas où vous le mettiez en péril pour une longue période de temps.

Afin de rejeter cette croyance et amorcer une perte de poids équilibrée, qui ne placera pas votre corps en situation de stress physiologique, vous devez comprendre qu'engraisser où maigrir dépend de la régulation du système nerveux et du système hormonal. Et au niveau de ces systèmes, il n'existe rien de mathématique. C'est un univers totalement différent où les calories (énergie dont dispose votre métabolisme) se veulent des unités d'énergie chimique qui seront dirigées vers la zone de stockage de gras (vos cellules adipeuses) ou vers le foie (organe important de la gestion de réserves énergétiques) ou la production d'énergie (travail musculaire et production de chaleur). Lorsque votre corps est dans un état d'équilibre, il dirige ses réserves d'énergie principalement vers le foie et les muscles et ainsi vous maigrissez. Placez votre corps en état de stress physiologique et il dirigera l'énergie vers la zone de stockage, et ainsi vous engraissez.

Allons-y d'un exemple. Votre métabolisme de base est de 1400 calories. Vous suivez un régime à 1200 calories (200 calories de moins que votre métabolisme de base requiert) depuis 1 mois et vous vous entraînez 5 fois par semaine, dépensant ainsi 800 calories à chaque entraînement. En moyenne, votre déficit quotidien est de 1000 (200 + 800) calories par jour. Selon le modèle mathématique de la perte de poids (croyance), vous devriez perdre 2 lb par semaine chaque semaine, et ce sans arrêt.

Mais, est-ce que cela se passe vraiment de cette manière ? Bien non ! Inévitablement, comme votre apport calorique se veut nettement inférieur aux besoins de votre métabolisme de base et que vous vous épuisez à l'entraînement, votre système nerveux et votre système hormonal travailleront de concert afin de vous protéger de vous-même. Votre métabolisme de base ralentira afin de réduire votre dépense énergétique et davantage de calories consommées seront dirigées vers la zone de stockage (cellules adipeuses).

Tous ces efforts pour si peu.

Au fil des prochains chapitres, vous comprendrez de mieux en mieux comment fonctionne votre métabolisme. Vous penserez : « oui, c'est logique et censé », mais en vérité, comme vous mangerez à votre faim et ferez de l'exercice de façon modérée, vous éprouverez au début de la difficulté à accepter qu'il soit possible de maigrir en fournissant si peu d'efforts. La bonne vieille croyance vous ramènera à vouloir vous priver et à vous épuiser à l'entraînement. Elle harcèlera votre esprit pour encore un certain temps. Un seul conseil, résistez ! Ne revenez plus jamais en arrière à répéter encore une fois les mêmes erreurs.

Laissez-vous le temps d'assimiler ces nouvelles connaissances. En voyant les résultats, vous percevrez enfin la perte de poids sous un angle totalement différent.

Maigrir nécessite aussi de changer votre façon de penser. Et encore une fois, c'est un travail pour les héros.

15
VOS CONNAISSANCES SUR LE FONCTIONNEMENT DU MÉTABOLISME

Un autre compte-rendu de discussion avec un client vous plairait-il ?

— Denis, ça fait un mois que je suis le programme, c'est vraiment bizarre. Je mange à ma faim et je ne verse même pas une seule goutte de sueur à l'entraînement et j'ai perdu 6 lb. Je suis prête à en faire plus...

— Que veux-tu dire par « prête à en faire plus » ?

— J'imagine qu'il est temps de pousser la machine un peu et de m'entraîner à plus haute intensité...

— Vraiment, pourquoi ?

— Parce que je vais dépenser davantage de calories et maigrir plus vite.

— Tu en es certaine ?

— Et en même temps, comme j'arrive difficilement à consommer les 1600 calories recommandées chaque jour, est-ce que je pourrais diminuer mon apport calorique ?

— OK, reprenons tout ça ensemble. Pendant le dernier mois, tu as mangé à ta faim, soit 1600 calories par jour. Faire de l'exercice à basse intensité est maintenant quelque chose de facile pour toi et c'est donc agréable de l'intégrer à ta routine de vie. Grâce à cela, tu viens de fondre 6 lb de gras, et tu voudrais retourner à ta vieille façon de te comporter... Et, si je me rappelle bien, tu m'as dit lors de notre première rencontre que ça faisait 3 ans que tu te privais et t'entraînais à haute intensité sans arriver à perdre de poids.

Selon vous, combien de fois ai-je entendu ce type de discours ? Oui, des dizaines de fois. Le modèle mathématique de la perte de poids (croyance) s'avère si bien implanté dans les cerveaux humains, qu'il est difficile d'accepter le fait que redonner à votre corps un équilibre de vie (consommer suffisamment de calories et vous entraîner à basse intensité) conduit à la perte de poids.

Votre corps se transforme en situation d'équilibre et non en situation de stress physiologique (privation et exercice de haute intensité).

Voici donc deux questions importantes :

- Pourquoi faut-il manger pour maigrir ?
- Comment s'entraîner à basse intensité permet-il de brûler du gras ?

Pourquoi faut-il manger pour maigrir ? La réponse est simple, parce que si vous consommez moins de calories que votre métabolisme de base ne le requiert, celui-ci ralentira et votre corps se mettra à stocker davantage de gras.

Petite définition. Le métabolisme de base est la quantité d'énergie nécessaire afin que toutes les cellules de votre corps (votre peau, votre cerveau, votre cœur, vos reins, votre foie, vos os, vos muscles, etc.) puissent accomplir leur travail lorsque vous êtes au repos.

Si votre métabolisme de base est de 1500 calories par jour, cela signifie que votre corps requiert 1500 calories afin que toutes vos cellules accomplissent leur travail. Et ceci ne tient pas compte des calories que vous dépensez au travail et à l'exercice.

Donc, si votre métabolisme de base est de 1500 calories et que vous consommez seulement 1200 calories dans l'espoir de maigrir, votre métabolisme s'efforcera de ralentir tout prêt de 1200 calories. Pourquoi ? Parce qu'il s'agit de la quantité d'énergie mise à sa disposition. Oui, vous maigrirez dans les premières semaines, mais votre corps finira par résister à la perte de poids en ralentissant son métabolisme et stockant davantage de gras.

Lorsque votre corps entre en résistance à la perte de poids, peu importe la lutte que vous livrerez, votre corps l'emportera, car il doit survivre (en stockant du gras).

Pour l'emporter et lui permettre d'accepter de brûler du gras de nouveau, vous devrez lui fournir l'équilibre dont il a besoin.

L'équilibre est le seul outil qui conduit à la perte de poids.

Maigrir c'est pour les personnes capables d'accepter que « l'équilibre » est nettement plus efficace à long terme, tout en sachant que cela n'a rien de spectaculaire.

Maigrir c'est pour les héros.

16
VOTRE POIDS SANTÉ

Si vous fouillez un peu sur Internet, vous trouverez une formule quelconque pour calculer votre poids santé. Cependant, la plupart du temps, le « poids santé » que l'on vous suggère ne fait aucun sens. En fait, il est dans la plupart des cas impossible à atteindre. Pourquoi ? Parce que le calcul ne tient pas compte de votre composition corporelle.

Qu'est-ce que la composition corporelle. Votre poids total, réparti en fonction de votre masse maigre (muscles, os et viscères) et votre masse grasse.

Prenons l'exemple de deux femmes. Le poids santé chez les femmes varie entre 28 et 32 % de gras. Ainsi, entre 28 et 32 % du poids du corps est constitué de gras. Chez les hommes, 20 à 24 % de gras représente un poids santé.

Nos deux femmes ont la même grandeur et le même poids, soit 82 kg. Cependant, la composition corporelle des deux femmes est très différente :

Femme 1

Poids total : 82 kg
Masse maigre : 53 kg
Masse grasse : 29 kg
Pourcentage de gras : 35 % (29 ÷ 82).

Donc 35 % du poids du corps de cette femme est constitué de gras

Femme 2

Poids total : 82 kg
Masse maigre : 45 kg
Masse grasse : 37 kg
Pourcentage de gras : 45 % (37 ÷ 82).

Donc 45 % du poids de cette femme est constitué de gras.

Imaginons maintenant que chacune de ces deux femmes souhaite atteindre un poids santé avec un pourcentage de gras de 28.

Femme 1

Elle devrait ainsi perdre 8,4 kg.

Femme 2

Elle devrait perdre 19,5 kg.

J'ai illustré un écart important entre les masses maigre de ces deux femmes afin que vous puissiez bien comprendre que la masse maigre constitue un important déterminant dans la mesure du poids santé.

Ainsi, l'IMC (indice de masse corporel) ne s'avère pas un très bon indicateur de votre poids santé, car cette mesure ne tient pas compte de votre masse maigre.

Une balance à impédance représente un très bon investissement si vous désirez suivre l'évolution de votre poids.

Un autre exemple, vous perdez 5 lb (2,2 kg) de gras et prenez 3 lb (1,4 kg) de masse maigre (muscle). Une balance ordinaire vous indiquera que vous n'avez perdu que 2 lb (900 grammes), alors qu'une balance à impédance vous permettra de bien comprendre que vous avez perdu 5 lb (2,2 kg) de gras et pris 3 lb (1,4 kg) de masse maigre.

Voici exemple afin que vous puissiez comprendre comment faire les calculs si votre balance à impédance ne vous donne pas les détails.

Pesée 1

Poids : 90 kg
Pourcentage de gras : 42 %
Masse grasse : 37,8 kg [(42 X 90) ÷ 100]
Masse maigre : 52,2 kg [90 kg (Poids total) – 37,8 (Masse grasse)]

Pesée 2

Poids : 88 kg
Masse grasse : 35,6 kg (perte de 2,2 kg)
Masse maigre : 53,6 kg (prise de 1,4 kg)
Pourcentage de gras : 40,5 % (35,6 ÷ 88).

Dans cette exemple, le poids total de la personne n'a diminué que de 2 kg, mais la perte de gras de 2,2 kg et la prise de masse maigre de 1,4 kg ont fait passé le pourcentage de gras de 42 à 40,5.

Si votre budget vous le permet, procurez-vous une balance à impédance. Cependant, celles-ci sont très sensibles à votre taux d'hydratation, ce qui fait varier parfois grandement les valeurs de masse maigre et de masse grasse. Je vous recommande d'effectuer vos pesées au même moment de la journée en vous assurant d'être à jeun, ni avoir bu quelconque liquide ou boisson depuis environ 2 heures.

17
RESTEZ CALME, DÉTENDU ET LISEZ DE NOUVEAU

Les prochains chapitres vous expliquent comment mettre en place votre programme de perte de poids. Vous touchez ici à la partie plus technique du programme.

Prenez le temps de lire et d'assimiler l'ensemble de ces connaissances. Allez-y à votre rythme, ce n'est pas une course contre la montre.

Devant, tant d'informations, beaucoup de gens se découragent à la première lecture. Je vous le répète, prenez votre temps, lisez et lisez encore, jusqu'à ce que tout prenne un sens dans votre esprit. Restez calme, détendu et lisez. Restez calme, détendu et lisez de nouveau. Restez calme, détendu et… lisez autant de fois que nécessaire.

Ainsi, vous maîtriserez enfin les connaissances et stratégies qui vous feront progresser tout au long de votre parcours de héros.

Maigrir c'est pour les héros qui investissent du temps pour réussir.

18
DÉTERMINER VOTRE MÉTABOLISME DE BASE

Afin d'évaluer votre métabolisme de base, trois méthodes sont possibles, mais leur niveau de précision varie. Et, comme vous lisez ce livre, une seule vous est pour le moment accessible.

La méthode la plus précise consiste à utiliser, comme je le fais en laboratoire, un analyseur de gaz respiratoires. Cet appareil permet de déterminer votre consommation d'oxygène et comment votre corps brûle les lipides et les glucides. Comme un litre d'oxygène consommé représente une dépense de 5 calories, il est alors facile de déterminer votre dépense calorique (métabolisme de base). Cependant, bien que cette méthode soit la plus précise, elle comporte aussi une certaine marge d'erreur, car votre métabolisme n'est pas nécessairement stable en tout temps. Plus particulièrement pour les femmes. Ainsi, je dois soumettre beaucoup de mes clientes à des mesures répétées afin d'obtenir un niveau de précision satisfaisant dans la mesure de leur métabolisme de base. Peut-être y a-t-il un laboratoire dans votre région qui vous permettrait de faire ce test.

L'autre méthode permet d'estimer votre métabolisme de base en tenant compte de votre composition corporelle. Comme votre masse maigre (muscles, os et viscères) constitue le principal déterminant de votre métabolisme de base, une fois que votre masse maigre est connue, il est possible d'utiliser des formules de calculs pour déterminer votre métabolisme de base. Pour connaître votre composition corporelle (poids total, masse maigre et masse grasse), une balance à impédance est l'outil par excellence.

Finalement, comme vous lisez ce livre, il ne vous reste qu'une méthode, l'utilisation de la formule de calcul de Harris & Benedict.

La formule, une des plus connues, est celle de Harris-Benedict (Harris J, Benedict F. A biometric study of basal metabolism in man. Washington D.C. Carnegie Institute of Washington. 1919.), qui comme vous pouvez le constater remonte à 1919. Cependant, ne craignez rien, car sa validité demeure très bonne chez les gens bien alimentés, mais elle comporte une marge d'erreur de plus ou moins 14 %.

La formule pour les femmes

Métabolisme de base = 655 + (9.6 x votre poids en kg)
+ (1.8 X votre grandeur en cm) – (4.7 x votre âge).

La formule pour les hommes

Métabolisme de base = 66 + (13.7 x votre poids en kg)
+ (5 x votre grandeur en cm) – (6.8 x votre âge).

Mais peu importe la méthode de mesure que vous utiliserez, souvenez-vous que votre métabolisme (plus particulièrement chez les femmes) varie constamment. Plusieurs facteurs (votre état de santé), situations ou évènements (stress) l'influencent. Ainsi, il est plutôt rare d'obtenir une mesure précise à 100 %. Il existera toujours une marge d'erreur, peu importe la méthode de mesure.

Maintenant que vous connaissez le nombre de calories que vous dépensez au repos chaque jour (votre métabolisme de base), vous devez déterminer votre apport calorique quotidien.

19

DÉTERMINER VOTRE APPORT CALORIQUE QUOTIDIEN

Au repos, en position assise ou couchée, votre dépense énergétique est appelée métabolisme de base.

Cependant, dès que vous vous levez, marchez, faites la vaisselle, montez des escaliers, travaillez à l'ordinateur, conduisez votre voiture, faites de l'exercice, etc. vous dépensez plus de calories qu'au repos.

Il s'agit donc d'une dépense calorique supplémentaire. Une manière simple d'estimer votre dépense calorique est de multiplier votre métabolisme de base (que vous avez évalué au chapitre précédent) par un des facteurs présentés dans le tableau suivant.

Encore une fois, il s'agit d'une estimation, mais cela vous donnera une bonne idée de votre dépense énergétique en mouvement.

Donc, pour mesurer votre dépense calorique en mouvement, il vous suffit de définir si vous êtes une personne sédentaire, légèrement active, modérément active, active ou très active et de choisir le facteur (tableau suivant) correspondant à votre niveau d'activité et de multiplier votre métabolisme de base par ce facteur.

FACTEUR DE MULTIPLICATION LIÉ AU NIVEAU D'ACTIVITÉ PHYSIQUE

Niveau d'activité	Facteur
Sédentaire	1,1
Légèrement actif (30 à 45 minutes d'exercices légers par jour)	1,15
Modérément actif (45 minutes à 1 heure d'exercices d'intensité modérée 4 à 5 heures par semaine)	1,2
Actif (5 à 8 heures d'entraînements par semaine)	1,3
Très actif (plus de 8 heures d'entraînement par semaine, incluant travail de nature physique où vous êtes constamment en mouvement)	1,8

Si vous désirez effectuer des calculs plus précis concernant votre dépense énergétique, vous pouvez vous inscrire gratuitement sur ma plateforme Cloud Body (**mycloudbody.com**) afin d'utiliser le journal alimentaire en ligne et le journal d'activités qui sont accessibles gratuitement dans la version de base. En utilisant le journal d'activités, vous pourrez mesurer avec plus de précisions votre dépense énergétique.

Calculer votre dépense énergétique totale

Maintenant, pour savoir combien de calories vous dépensez au total chaque jour (métabolisme de base et dépense calorique en mouvement) il vous suffit de multiplier votre métabolisme de base par le facteur correspondant à votre niveau d'activité.

Ainsi, si vous avez évalué votre métabolisme de base à 1450 calories et votre niveau d'activité à « modérément actif », vous multiplierez 1450 par 1,2 pour un total de 1740 calories dépensées par jour. Des 1740 calories, 1450 sont attribuables à votre métabolisme de base et, 290 (1740 – 1450) à la dépense énergétique supplémentaire liée à vos activités quotidiennes.

Je reviens encore sur l'importance de consommer le nombre de calories nécessaires au fonctionnement efficace de votre métabolisme de base. Dans le cas présent, puisque le métabolisme de base est de 1450 calories, je suggère dans ce cas de consommer entre 1450 et 1500 calories.

Ah! Mais je vous entends paniquer. « Denis, ça ne fait aucun sens, tu suggères de consommer davantage de calories que le métabolisme de base, mais je vais engraisser ». Mais non, oubliez le modèle mathématique de la perte de poids (croyance). J'ajoute, dans cet exemple, 50 calories au métabolisme de base (1450 + 50) afin de répondre au besoin en énergie (calories) du métabolisme de base et d'une partie de la demande liée aux activités quotidiennes (faire le ménage, la vaisselle, se lever, marcher un peu, etc.). Cette stratégie vise à assurer que votre corps ne soit jamais en carence d'énergie (ni en surplus bien entendu). Ainsi, vous favorisez une distribution efficace de vos réserves énergétiques. Votre corps est placé dans la situation idéale afin de brûler du gras.

Ah! Je vous entends toujours. « Mais Denis, où est le déficit calorique qui me permettra de maigrir? » Et bien, vous ne cherchez plus à atteindre un déficit calorique, mais bien un équilibre métabolique. Souvenez-vous, vous ne fonctionnez plus sur le modèle mathématique de la perte de poids, mais sur le modèle de la distribution des réserves énergétiques.

Le modèle de distribution des réserves énergétiques implique que lorsque votre alimentation répond aux besoins de votre métabolisme de base, davantage d'énergie est dirigée vers le foie (un organe très important dans la gestion des réserves énergétiques) et vers les muscles, et moins vers la zone de stockage (cellules adipeuses). De plus, en état d'équilibre métabolique, vos cellules adipeuses libèrent plus facilement le gras stocké afin qu'il soit brûlé par vos cellules (muscles et autres organes qui requièrent de l'énergie). Voilà, votre métabolisme fonctionne à son maximum d'efficacité. Un peu plus loin, je vous explique comment l'exercice viendra améliorer le fonctionnement de votre métabolisme.

Que se passe-t-il maintenant si vous dépensez beaucoup de calories lors de vos entraînements? Imaginons que vous soyez une personne très active. Je multiplie donc votre métabolisme de base (toujours 1450 calories dans notre exemple) par le facteur 1,8, ce qui donne une dépense de 2610 calories dans votre journée.

Ah! Je vous entends encore paniquer. «Denis, tu ne vas pas me dire que je dois consommer 2610 calories, tu es totalement fou». Mais non, je ne suis pas fou. C'est simplement la logique qui découle de la distribution des réserves énergétiques.

La règle d'or à retenir. Ne consommez jamais moins de calories que votre métabolisme de base et si vous dépensez beaucoup de calories en lien avec l'exercice ou le travail, maintenez un déficit maximal de 400 calories.

Dans le dernier exemple, la dépense est de 2610 calories, de laquelle je soustrais 400 calories (déficit maximal). Donc, la personne devrait consommer aux alentours de 2210 calories.

Le facteur de multiplication lié au niveau d'activité comporte lui aussi une marge d'erreur. Plusieurs moniteurs d'activités (FitBit, Polar, Garmin, Timex, etc.) vous donnent aussi une indication de votre dépense énergétique. Cependant, il est impossible d'obtenir un niveau de précision parfait pour aucune de ces méthodes. Il existera toujours une marge d'erreur et souvent, pour les moniteurs d'activités il y a parfois présence d'une surestimation de la dépense énergétique assez importante.

Afin d'augmenter le niveau de précision de la mesure de votre dépense énergétique, je vous dirige encore une fois vers ma plateforme Cloud Body (**mycloudbody.com**) où vous pouvez aussi utiliser gratuitement le journal d'activités et obtenir ainsi la dépense énergétique pour plusieurs activités en fonction de la durée de chacune d'elle.

Répartition des protéines, lipides et glucides

Pour bien fonctionner, votre corps a besoin de protéines, de lipides et de glucides. Pour un programme de perte de poids, je recommande que vous répartissiez votre apport en protéines, lipides et glucides de la façon suivante :

- 25 % de l'apport calorique total en protéines.
- 40 % de l'apport calorique total en lipides.
- 35 % de l'apport calorique total en glucides.

Cette répartition correspond aux besoins de 70 % de la population.

Avant d'y aller d'un calcul plus concret, vous devez savoir ce qui suit :

- Un gramme de protéines contient quatre calories.
- Un gramme de glucides contient quatre calories.
- Un gramme de lipides (gras) contient neuf calories.

Cette répartition varie d'une personne à l'autre en fonction de l'évaluation du métabolisme de base et du type d'entraînement. Cependant, la présente répartition constitue pour moi une valeur centrale autour de laquelle je varie.

Dans cet exemple, j'utilise 1500 calories comme apport calorique quotidien. Ce n'est qu'un exemple et non la norme. J'ai des clients mesurant 1,90 m avec une masse musculaire imposante dont le métabolisme de base se situe à 3100 calories. Ils maigrissent avec un apport calorique de 3500 calories par jour…

J'encadre des athlètes qui doivent consommer 6 000 calories par jour afin de combler leur besoin en énergie.

À chacun son métabolisme, à chacun son apport calorique.

Exemple de la répartition en protéines, lipides et glucides pour un apport de 1500 calories.

- Protéines : 25 % de l'apport calorique total (1500 calories), soit 375 calories ou 94 grammes.
- Lipides : 40 % de l'apport calorique total, soit 600 calories ou 67 grammes.
- Glucides : 35 % de l'apport calorique total, soit 525 calories ou 131 grammes.

Cette répartition devra cependant être rectifiée lorsque vous serez rendu en phase de maintien. Je recommande à ce moment à mes clients de revenir à un apport en glucides entre 40 et 45 % de l'apport total en calories et de réduire en conséquence légèrement les protéines et les lipides. Encore une fois, ces valeurs varient d'une personne à l'autre. Ici, je ne peux que vous fournir une tendance centrale de fonctionnement.

20
REMPLIR VOTRE JOURNAL ALIMENTAIRE

Maintenant, vous venez de compléter l'ensemble de ces magnifiques calculs. Que devez-vous faire ? Obtenir une idée précise de la valeur des aliments que vous consommez et faire en sorte de vous rapprocher au maximum de vos valeurs (calories, protéines, lipides et glucides). Souvenez-vous cependant que vous n'atteindrez jamais à 100 % ces valeurs en tout temps. Une variation de 5 % autour de celles-ci est acceptable et normale.

Encore une fois, pour vous simplifier la vie, je vous invite à utiliser la version de base du journal alimentaire en ligne que vous trouverez sur ma plateforme Cloud Body (**mycloudbody.com**).

Ah ! Je vous entends toujours penser. «Denis, es-tu en train de me dire que je dois peser mes aliments et entrer tout ce que je consomme sur un journal alimentaire ?» Eh oui ! Comment pourriez savoir si ce que vous consommez répond aux calculs que vous venez d'effectuer ? Vous ne pouvez pas y aller à l'aveuglette. De plus, à quoi bon dans ce cas entreprendre le programme si vous ne voulez pas investir du temps afin de comprendre votre alimentation ?

Je vous suggère fortement de remplir votre journal chaque jour pendant le premier mois. C'est la seule manière d'acquérir les connaissances dont vous avez besoin sur votre alimentation. Par la suite, je vous recommande de le remplir au moins 4 jours par semaine (dont un jour de week-end) pour les 12 mois suivants. Non ! Pas d'excuses… Vous voulez vraiment réussir, alors faites-le.

21
ENTREPRENDRE VOTRE PROGRAMME CARDIO

Selon vous, quel programme d'entraînement produira le maximum d'efficacité ?

1.   Vous entraîner à haute intensité 5 jours par semaine, 90 minutes par entraînement et abandonner après 2 mois.

2.   Vous entraîner à raison d'une heure et demie à deux heures par semaine à une intensité légère, le tout réparti en de courtes séances de 15 à 20 minutes, pour le reste de votre vie.

Bien sûr, l'option 2 semble la moins impressionnante, mais elle demeure tout de même la plus efficace.

— Denis, je ne me suis pas entraîné le dernier mois, car je ne pouvais pas atteindre mes objectifs d'entraînement.

— Mais quels sont ces objectifs d'entraînement dont tu me parles ?

— Bien, pour obtenir des résultats je dois m'entraîner 5 à 6 heures par semaine.

— Attends un peu, te souviens-tu du programme initial dans lequel je te demande de t'entraîner à raison de 90 à 120 minutes par semaine ? Te souviens-tu aussi que tu as perdu beaucoup de poids en respectant ce programme ?

— Mais Denis, je veux plus de résultats et je vise ainsi 5 à 6 heures d'entraînement par semaine. Comme je ne peux y arriver pour le moment en raison de mon travail alors je ne me suis pas entraîné.

— Mais dis-moi, durant cette période de travail intense, aurait-il été possible pour toi de faire 6 séances d'entraînement de 15 minutes chacune, chaque semaine ?

— Bien sûr !

— Laisse-moi résumer. Comme tu ne pouvais t'entraîner de 5 à 6 heures par semaine, tu ne t'es pas entraîné du tout… Donc «zéro» entraînement. Mais, tu avais le temps de faire 6 séances de 15 minutes, soit 90 minutes chaque semaine. Selon toi, qu'est-ce qui est le plus efficace à long terme : 90 minutes d'entraînement par semaine, pour le reste de ta vie, ou « zéro » entraînement pour le reste de ta vie ?

Oui, oui, je vous l'assure, j'ai bien eu ce genre de discussion avec certains de mes clients. Ne croyez pas qu'ils soient les seuls à rester accrochés sur une croyance si peu efficace. La bizarrerie de leur comportement vous semble évidente quand vous lisez le contenu de notre discussion, mais en réalité, il existe de fortes chances que vous vous comportiez parfois de la même manière.

Des objectifs d'entraînement démesurés (sur les plans de l'intensité et de la durée) apparaissent dans la plupart de cas totalement inconciliables avec la vie de tous les jours. La famille, le travail, les loisirs, etc., demandent du temps. Le temps se veut malheureusement une ressource limitée.

Avant d'entreprendre votre programme d'entraînement, je vous invite à réfléchir sur le temps réel que vous pouvez libérer chaque semaine. Oubliez pour le moment l'idée qu'un minimum d'heures soit nécessaire afin d'obtenir des résultats. **Réfléchissez et cochez votre réponse :**

- ❏ 2 séances de 20 minutes par semaine.
- ❏ 2 séances de 30 minutes par semaine.
- ❏ 4 séances de 15 minutes par semaine.
- ❏ 3 séances de 30 minutes par semaine.
- ❏ 6 séances de 15 minutes par semaine.
- ❏ 4 séances de 30 minutes par semaine.
- ❏ 2 séances d'une heure par semaine.
- ❏ 6 séances de 30 minutes par semaine.
- ❏ 3 séances d'une heure par semaine.

Allons-y maintenant avec le programme cardio. Le but de ce programme cardio est de vous permettre d'utiliser la zone de fréquences cardiaques où vous brûler le plus de gras afin de produire l'énergie requise par votre corps. Il s'agit d'une intensité d'effort légère à modérée.

Ah ! Je vous entends toujours penser. « Mais Denis, si je m'entraîne dans une zone d'intensité légère à modérée, je ne dépenserai pas beaucoup de calories ». Souvenez-vous, vous n'utilisez plus ici le modèle mathématique de la perte de poids (croyance), vous exploitez les forces du modèle de distribution des réserves énergétiques.

Contrairement à ce que vous croyez, en ciblant la zone de fréquences cardiaques où vous brûlez le plus de gras, vous stimulez votre corps de la manière la plus efficace pour maigrir. Je dis souvent que l'exercice de haute intensité est une arnaque. Pourquoi ? Lisez très attentivement ce qui suit.

Les données du tableau ci-dessous découlent de tests sur la dépense énergétique à l'effort que j'ai effectués à mon laboratoire de physiologie de l'exercice.

Dans la colonne de gauche, je présente la zone et le carburant que vous brûlez, lipides ou glucides. La zone aérobie vous permet de brûler des lipides (gras) et la zone anaérobie amène l'utilisation des glucides.

DÉPENSE CALORIQUE À L'EFFORT

Zones / Carburant / Intensité	Dépense en calories/minute		
	Sédentaire	Actif	En forme
Aérobie / Lipides / Légère à modérée	7	9	14
Aérobie / Glucides / Extrême ou maximale	11	14	19
Différence	4	5	5

Pour une personne sédentaire, la zone de fréquences cardiaques où un maximum de lipides est brûlé comporte une dépense de 7 calories à la minute. À un effort maximal, brûlant un maximum de glucides (épuisant ainsi totalement les réserves énergétiques), la dépense est de 11 calories par minute. Un écart de 4 calories seulement.

En somme, si une personne sédentaire effectue une séance cardio de 30 minutes en respectant la zone de fréquences cardiaques ou elle brûle le plus de gras, elle dépensera 210 calories (30 minutes X 7 calories/minute). Si par miracle elle réussissait à s'entraîner à sa capacité maximale (ce qui est impossible à soutenir si longtemps et dangereux pour la santé) pendant 30 minutes, elle dépenserait 330 calories (30 minutes x 11 calories). Donc, vous épuiser à une intensité maximale permettrait de dépenser seulement 120 calories de plus que la séance à basse intensité (zone de fréquences cardiaques où vous brûlez le plus de lipides). Et ce calcul est valide seulement dans l'éventualité où la personne puisse soutenir une intensité maximale pendant 30 minutes. Pour plus de détails, je vous invite à visionner sur mon site Internet la vidéo intitulée : L'arnaque de l'entraînement de haute intensité. Je pense qu'elle vous aidera à vous libérer totalement de ce « désir » inutile de vous pousser au maximum à chaque entraînement.

Afin de vous permettre d'identifier la zone de fréquences cardiaques où vous brûlez le plus de gras, vous pouvez utiliser l'échelle de perception de l'intensité de l'effort (figure ci-dessous) afin de vous guider.

Ainsi, 0 indique que vous ne faites aucun effort et 10 que vous fournissez un effort

maximal. Votre zone d'oxydation maximale des gras se situe entre 2 et 4. Vous devez aussi savoir que lorsque vous percevez l'effort comme très facile, soit 1 (marcher tranquillement par exemple), vous brûlez aussi du gras.

ÉCHELLE DE PERCEPTION DE L'INTENSITÉ DE L'EFFORT

0	1	2	3	4	5	6	7	8	9	10
Rien du tout	Très facile	Facile	Moyen	Un peu difficile	Difficile	Plus difficile	Très difficile	Très, très difficile	Extrêmement difficile	Maximum

Oui, quand vous marchez lentement vous brûlez du gras. De plus, courir ou marcher 10 km, représente le même nombre de calories dépensées. Alors, à quoi cela sert-il de vous épuiser quand vous pouvez marcher tranquillement une distance donnée et dépenser autant de calories qui si vous couriez, tout en brûlant du gras ? Eh oui, vous pouvez maigrir sans vous épuiser.

Maintenant que vous venez d'identifier la zone de fréquences où vous brûlez le plus de gras, à vous d'enfiler vos chaussures de sport, de mettre votre moniteur de fréquences cardiaques afin de suivre l'évolution de votre fréquence cardiaque et de vous assurez que vous respectez VOTRE ZONE de fréquences cardiaques. Ensuite, il vous suffit d'allouer chaque semaine (pour le reste de votre vie) le temps que vous avez de disponible pour l'entraînement, tel que vous l'avez défini dans un chapitre précédent. Alors est-ce ?

- ❏ 2 séances de 20 minutes par semaine.
- ❏ 2 séances de 30 minutes par semaine.
- ❏ 4 séances de 15 minutes par semaine.
- ❏ 3 séances de 30 minutes par semaine.
- ❏ 6 séances de 15 minutes par semaine.
- ❏ 4 séances de 30 minutes par semaine
- ❏ 2 séances d'une heure par semaine.
- ❏ 6 séances de 30 minutes par semaine.
- ❏ 3 séances d'une heure par semaine.

L'entraînement musculaire

La science considère maintenant davantage les muscles comme le plus grand organe interne du corps humain ayant la capacité de communiquer avec d'autres organes tels : le cerveau, le foie et les cellules adipeuses grâce à la sécrétion d'hormones.

La stimulation des muscles par l'entraînement musculaire favorise donc la sécrétion d'hormones qui permettent la libération des lipides par les cellules adipeuses et ensuite leur utilisation par l'organisme.

Encore une fois, pour se servir de ses propriétés de « communication » de vos muscles, il n'est pas nécessaire de vous entraîner au maximum de vos capacités musculaires. Un programme d'entraînement régulier et bien dosé vous permettra davantage d'atteindre vos objectifs qu'un programme musculaire de haute intensité qui engendra un stress sur votre corps et des blessures.

Il existe tellement de variété de programmes d'entraînement musculaire que je vous recommande de consulter un entraîneur privé (possédant une formation universitaire de préférence) afin de vous développer un programme sur mesure et adapté à vos capacités.

Quand vous donnez le mandat à un entraîneur de vous enseigner un programme, expliquez-lui que vous ne cherchez pas à vous épuiser, ni à fournir des efforts démesurés. Mentionnez-lui que vous désirez entreprendre un programme qui stimulera vos muscles sans vous épuiser. Je vous précise cela, car beaucoup trop d'entraîneurs s'imaginent encore qu'un entraînement se révèle efficace seulement quand on pousse la personne au bout de ses capacités.

22

GÉRER VOS COMPORTEMENTS ET VOTRE PERTE DE POIDS

Vous possédez maintenant les outils nécessaires afin d'entreprendre votre programme de perte de poids. Vous venez donc de mettre en place les fondations solides nécessaires à votre réussite.

Ah! Je viens de vous entendre penser de nouveau : «Mais quel cauchemar Denis, je n'y comprends absolument rien à cette histoire de calories, protéines, lipides, glucides, journal alimentaire, exercice et tout le reste». Ma réponse : patience. Restez calme, détendu et lisez de nouveau. Restez calme, détendu et… lisez autant de fois que nécessaire.

Vous devez considérer votre premier mois comme une période d'apprentissage. Employez la méthode essai-erreur. Vous ne pouvez pas tout connaître, tout maîtriser et tout faire à la perfection dès le départ. Vous devez vous laisser le temps d'intégrer l'ensemble des connaissances essentielles à votre plan de perte de poids. Sans cela, vous vous confronterez vous-même à l'échec.

Ici, mon commentaire sera très dur, mais plusieurs clients m'affirment qu'ils sont perfectionnistes et désirent contrôler à la perfection le moindre détail. Ceux-ci abandonnent très rapidement, car en réalité beaucoup d'entre eux ont peur de l'échec et se servent de tous ces petits détails inutiles qu'ils n'ont pu «faire à la perfection» afin de justifier leur incapacité à aller de l'avant. Le diable est dans les détails. Ne faites pas de votre démarche un enfer dès le départ.

Habituellement, le deuxième mois, vous contrôlez beaucoup mieux les connaissances et comportements que vous devez maîtriser… pour le reste de votre vie. Pour la plupart des gens, c'est le mois où la confiance s'installe.

Mais, il y a aussi les personnes qui ont déjà commencé à relâcher leur vigilance. Le temps leur manquait. Vous vous souvenez ? Ceux pour qui la santé ne fait pas encore partie de leurs plus hautes priorités. Revenez constamment à votre plan et remplissez votre journal alimentaire. Revenez sans cesse aux comportements de base qui produisent des résultats.

Et tout au long des semaines qui suivent, vous progresserez. Cependant, se présenteront aussi les tentations du quotidien : les weekends bien arrosés avec les amis, les soirées de bureau, les Fêtes, la gourmandise, le besoin de se faire plaisir avec une petite gâterie, etc. Arriveront aussi les étapes normales du processus de perte de poids que plusieurs personnes associent à un échec, les plateaux par exemple. Ne laissez jamais ce livre de côté, lisez-le aussi souvent que nécessaire, car il vous rappellera pourquoi vous êtes en train de vous égarer si c'est le cas.

Atteindre votre poids santé doit se faire au travers votre vie actuelle. Ce n'est pas quelque chose que vous pouvez réaliser en dehors de votre vie actuelle. Et, pour maintenir votre poids santé pour le reste de votre vie, vos nouveaux comportements devront avoir engendré un nouveau style de vie.

Ainsi, vous affronterez de nombreuses difficultés. Mais en sachant que cela est normal, et en y étant préparé, vous possèderez alors la maîtrise nécessaire afin de faire face adéquatement à ces situations.

Maigrir c'est pour les héros qui transforment leur vie afin de donner à leur corps l'équilibre nécessaire à sa propre transformation.

PARTIE 3
POUR LE RESTE
DE VOTRE VIE

23
CONSTRUIRE VOTRE RÉUSSITE UN COMPORTEMENT À LA FOIS

Des progrès pas la perfection… Prenez votre temps. Maigrir c'est atteindre un poids santé et le maintenir pour le reste de votre vie. Ce n'est pas un sprint, c'est un ultra-marathon. Restez calme, intégrez progressivement les connaissances enseignées dans ce livre, un comportement à la fois.

— Ok Denis, je mets ça en place le plus rapidement possible. Mais quand vais-je pouvoir commencer le programme musculaire ?

— En fait, le premier mois, je veux que tu t'occupes principalement de ton alimentation. Prends le temps de remplir chaque jour ton journal alimentaire et assure-toi t'intégrer progressivement des aliments de qualité. Ensuite débute ton programme cardio comme je te l'ai prescrit.

— Pas de musculaire.

— Pas pour le moment, on va construire au départ sur des bases solides et ensuite on ajustera progressivement ton programme cardio et musculaire.

— Mais, j'ai l'impression que je perdrai du temps.

— Quel temps perdras-tu ?

— Ça irait plus vite pour la perte de poids de tout débuter immédiatement.

— Et pourquoi devrais-tu faire tout ça le plus rapidement possible ? L'important c'est de construire ta réussite en intégrant un comportement à la fois. Il n'y a rien de plus facile que de tenter de tout appliquer en commençant et de laisser tomber après 2 ou 3 semaines.

— Je ne suis pas sûr de te suivre Denis.

— Pour atteindre ton objectif de perte de poids, je t'oblige d'une certaine manière à adopter plusieurs nouveaux comportements. Ça semble facile, mais en réalité c'est extrêmement difficile et plutôt épuisant. Cependant, si tu intègres un comportement, le répète suffisamment longtemps, il deviendra ainsi un automatisme. Donc tu n'auras plus à y penser. Ensuite, tu procèdes de la même manière en intégrant un second comportement, jusqu'à ce qu'il devienne lui aussi un automatisme. En fin de compte, au lieu de t'épuiser les neurones à toujours penser à tous les nouveaux comportements qui tu dois adopter et maintenir, tu les automatises un à un et voilà qu'après quelques mois, tous ces comportements sont devenus une seconde nature.

Maigrir, c'est pour les gens qui font les choses différemment et se donnent le temps nécessaire pour apprendre.

Maigrir, c'est pour les héros.

24

VOUS L'OUBLIEREZ, MAIS LE SECRET EST DANS LE PLAN INITIAL

Une autre discussion avec un de mes clients pour illustrer le sujet? Bien sûr! En bonus, mes pensées apparaissent en italique...

Nous en sommes donc au 4e mois. Une perte de poids moyenne de 4 lb par mois. Donc, au total 12 lb de perdues. L'objectif était une perte de 17 lb pour atteindre un poids santé et le maintenir pour le reste de sa vie.

— Denis, je n'ai pas l'impression d'avoir perdu du poids dans le dernier mois.

— Effectivement, votre poids est stable depuis la pesée du mois précédent. Y a-t-il quelque chose de différent qui s'est manifesté? Stress, fatigue, insomnie, nouvelle médication?

— Non absolument rien.

— Mais je vois que vous ne remplissez plus votre journal alimentaire. Avez-vous continué à suivre le plan établi?

— Bien Denis, je ne remplis plus mon journal alimentaire, car je suis certaine de respecter le plan établi.

— *Et voilà, une autre cliente qui ne quantifie plus rien et qui croit être dans la cible.* Comment pouvez-vous savoir que vous respectez encore votre répartition en calories protéines, lipides et glucides?

— Mais je pense que je suis précise.

— *Je pense...* OK, admettons. Mais alors, si vous dîtes que votre alimentation est correcte, qu'est-ce qui explique selon vous que vous n'avez pas perdu de poids?

— Je ne sais pas. Rien. Peut-être faudrait-il que je m'entraîne davantage et plus fort?

— *Ça y est, voilà la vérité qui approche à grands pas.* Donc, vous croyez encore que vous avez besoin de vous entraîner beaucoup et à haute intensité pour maigrir?

— Bien, mon corps doit finir par s'habituer à l'exercice de basse intensité et c'est pourquoi je ne maigris plus.

— *Elle a décidé d'en faire à sa tête.* Et au cours du dernier mois, avez-vous suivi le plan d'entraînement à la lettre où en avez-vous fait davantage que prescrit ?

— Bien, je suis passée de 3 séances de cardio de 30 minutes à 130 battements par minute à 5 séances de 45 minutes à 150 battements par minute.

— *Il n'y a pas pire aveugle que celui qui ne veut pas voir.* C'est vraiment impressionnant, vous avez suivi à la lettre le plan pendant les 3 premiers mois et avez perdu 12 livres sur les 17 prévus. Vous aviez la preuve que le plan fonctionnait parfaitement et voilà que vous êtes revenus à vos bonnes vieilles croyances et habitudes et là, vous ne perdez plus de poids. Quand vous êtes venus me voir pour la première fois il y a trois mois, n'avions nous pas identifié que vous n'arriviez pas à maigrir parce que vous vous entraîniez trop ?

— Euh… oui.

— Alors, pourquoi revenir à la stratégie qui vous empêchait de perdre du poids ?

Et oui, bien que ce soit l'évidence, vous perdrez de vue le chemin à suivre. C'est pour cela que votre plan doit être écrit noir sur blanc.

Ainsi, quand vous perdrez votre chemin, vous pourrez ainsi revenir au plan initial. Celui qui fonctionne vraiment. Pas celui que vous croyez, qui devrait fonctionner, ni celui que vous aimeriez voir fonctionner. Non, celui écrit noir sur blanc qui fonctionne vraiment.

Maigrir c'est pour ceux qui suivent inlassablement, sans le modifier, un plan qui a démontré son efficacité. Les autres se perdent dans les détails et oublient le principal.

Maigrir, c'est pour ceux qui ne se perdent pas en conjectures.

Maigrir, c'est pour les héros.

25

UN JOUR, VOUS DEVREZ CESSER DE MAIGRIR

Lorsque j'explique à mes clients qu'une fois leur poids santé atteint, ils devront entrer en phase de maintien, je vois dans leurs yeux cette étrange réaction qui exprime une pensée du genre: «Vraiment? Je devrai cesser de maigrir un jour? Je n'y avais jamais pensé».

Selon moi, cette réaction n'est que le reflet des échecs répétitifs. Au fil des années, vous avez si souvent perdu du poids pour finalement le reprendre, qu'une grande partie de votre vie, vous n'avez pensé qu'à maigrir. Vous n'avez jamais réalisé qu'un jour, vous pourriez vous libérer totalement de ce fardeau.

Donc, vous maigrirez, vous atteindrez un poids santé et vous entrerez en phase de maintien. Ce qui veut dire que plus jamais vous n'aurez à penser à maigrir. Cependant, pour le reste de votre vie, vous devrez agir de manière à maintenir votre poids santé. Heureusement, vous venez d'intégrer dans votre vie de nouvelles habitudes. Vous possédez un plan efficace qui vous a donné confiance en vous-même.

Vous êtes enfin en contrôle de votre vie.

Maigrir c'est pour le héros que vous êtes en train de devenir.

26
MAIS IL Y AURA UN MOMENT CRITIQUE OÙ TOUT RISQUE DE BASCULER

Votre démarche suivra un cycle : la motivation initiale qui vous a amené à lire ce livre et en appliquer les stratégies ; le temps et les efforts investis ; les confrontations avec vous-mêmes ; l'intégration de nouvelles connaissances et de nouveaux comportements ; les transformations de votre corps ; votre vigilance en regard des dangers et tentations ; les bénéfices de la perte de poids ; la satisfaction des résultats obtenus ; la confiance que tout ira bien ; la satisfaction de la réussite ; et le relâchement.

Souvenez-vous, la fin n'est pas la fin. En raison de ce cycle qui vous vivrez, le relâchement est ce moment extrêmement dangereux où vous croyez que tout est maintenant acquis et que tout vous est permis de nouveau.

Quelle joie pour vous de pouvoir profiter de votre réussite, de cette sensation de succès et de liberté, et du plaisir d'avoir retrouvé un corps qui vous plaît ?

Et vous vous mettez à penser différemment.

« Je pense que je mérite une récompense. Oui, un gros sac de croustilles ce soir. Je me rattraperai demain ».

« Et pourquoi pas un peu de chocolat plus tard cette semaine ? Ça m'a tellement fait du bien de me gâter. »

« C'est fantastique, car je pourrai aussi fêter ma réussite avec mes amis ce week-end. »

« J'y pense. J'ai exagéré lors de quelques repas cette semaine. Hummm, pas grave, je ferai davantage d'exercices la semaine prochaine. »

Mais vous êtes convaincu de toujours suivre le plan. Cependant, vous recommencez à engraisser jour après jour, semaine après semaine.

« Ce n'est pas grave, j'ai engraissé de seulement deux kilos, je vais m'y remettre la semaine prochaine. Ah bien non, je ne pourrai pas, car je reçois des amis. Dans deux semaines alors. Bien non, c'est vrai, je pars en voyage. Au retour de mon voyage alors. Non, c'est la période des Fêtes, comment ai-je pu oublier ? Oui, en janvier ce sera le bon moment de m'y remettre.

M'y remettre. Voilà qui confirme que vous avez, grâce à vos excuses, tout abandonné. C'est comme ça que vous jouez au yoyo avec votre poids.

Soyez toujours conscient de votre plan, des comportements que vous devez répéter jour après jour afin de maintenir votre poids santé pour le reste de votre vie.

Soyez conscient des excuses que vous vous donnez. Écrivez-les sur une feuille de papier que vous mettrez bien en évidence quelque part afin de vous rappeler, quand vous les utiliserez, que ce sont ces mêmes excuses dont vous vous servez pour engraisser de nouveau.

Maigrir c'est prendre le contrôle de vos pensées (vos excuses) et de vos comportements.

Maigrir, c'est pour le héros que vous devez demeurer... pour le reste de votre vie.

27
LE STRESS ET LES ÉMOTIONS

Oui, la vie suivra son cours. Parfois, les choses iront bien et parfois elles iront mal. La vie est ainsi faite que l'absence de stress est impossible. De votre tendre enfance jusqu'à l'âge adulte, vous avez développé des mécanismes pour gérer les situations stressantes. Certains de ces mécanismes sont efficaces et d'autres non.

Manger constitue un mécanisme fréquemment utilisé pour gérer le stress et les émotions négatives que vous vivez. Alors, plusieurs de mes clients le disent : « je mange mes émotions ».

Le défi majeur dans ce cas, consiste à intégrer un mécanisme de gestion du stress beaucoup plus efficace. Vous devez apprendre à gérer le stress autrement qu'en vous gavant de nourriture. Si vous « mangez vos émotions », je vous conseille de rencontrer un professionnel de la santé (psychologue) qui peut vous accompagner dans cette démarche.

Seul, il est à mon avis très difficile de surmonter un tel problème. C'est pourquoi les conseils d'un expert sont essentiels. Comme votre objectif est de maintenir votre poids santé pour le reste de votre vie, si vous vivez ce type de problématique, vous devrez la régler. Sans outils autres que la nourriture pour gérer le stress et vos émotions, vous risquez grandement de perdre le contrôle.

Oui, maigrir vous oblige à développer une meilleure gestion du stress et de vos émotions.

Maigrir requiert un travail de développement personnel. Maigrir vous oblige à grandir, à évoluer.

Maigrir, c'est pour vous qui êtes le héros de votre propre vie.

28
VOUS SEREZ CONFRONTÉ PARFOIS À L'INJUSTICE (RÉELLE OU INVENTÉE)

Une autre discussion avec une de mes clientes pour vous permettre de comprendre ? Ah, vous êtes toujours aussi curieux.

— Oui, effectivement, votre métabolisme est lent. Un des plus lents que j'ai jamais mesurés. Mais la bonne nouvelle est que vous avez tout de même réussi à perdre du poids depuis le dernier mois. 2 lb au total.

— Toi, tu trouves ça bon. Il faut que je me limite à 1250 calories par jour. Je regarde un morceau de gâteau et j'engraisse.

— *OK… Il va falloir y aller en douceur.* D'accord, depuis les 4 dernières années tu n'arrivais pas à maigrir et là tu perds 2 lb et ça te met en colère. Qu'est-ce que je dois comprendre. *Mais j'ai déjà tout compris.*

— Mon amie, elle, mange ce qu'elle veut et elle n'engraisse jamais. Pourquoi moi, je dois me limiter à 1250 calories et éviter de même penser à un morceau de gâteau ?

— *La vérité va faire mal.* Parce que la vie est injuste, tout simplement. Tu as un « micrométabolisme » à 900 calories par jour, celui d'une petite femme de 160 centimètres qui a été au régime toute sa vie. Ça, c'est la réalité, maintenant, tu dois décider ce que tu en fais.

— Que veux-tu dire par là ?

— Te plaindre constamment de ton « micrométabolisme » n'y changera jamais rien. Alors tu as deux choix, tu suis le plan et obtiens au prix de plus grands sacrifices que quiconque des résultats, ou tu manges ce que tu veux et vis avec le poids que ça te donnera.

Ceci est un cas extrême bien sûr, mais en matière de perte de poids, il n'y a pas de justice. Vous plaindre de la situation n'y changera rien. Faites un choix et acceptez de vivre avec les conséquences.

Un petit exemple d'une injustice inventée maintenant.

— Tu sais Denis, la ménopause ralentit le métabolisme et ça fait prendre du poids.

— *Parfois, mais pas toujours.* Bien, mais en fonction de mes mesures, vote métabolisme de base est tout à fait normal.

— Alors pourquoi ai-je engraissé de 20 lb depuis le début de ma ménopause ?

— *Bon, je vais encore devoir dire la vérité.* Vous avez 54 ans. Alors voici quelques questions : est-ce que vos enfants sont encore à la maison ?

— Non, je suis seule avec mon mari.

— Très bien, et maintenant que faites-vous de tout ce temps libre. Plus de repas entre amoureux bien arrosés peut-être ?

— Oui, je dois avouer que j'ai pris plaisir à boire du vin.

— *Il faut vraiment que je pose la question.* Combien de consommations par semaine ?

— Euh… Quelques verres seulement.

— *Un chiffre exact svp.* Combien ?

— Je ne veux pas que vous pensiez que je sois…

— Je ne suis pas ici pour vous juger, mais pour trouver une solution. Combien ?

— Mon mari et moi prenons une bouteille à deux les jeudis, vendredis et samedis… et parfois les dimanches soir aussi.

— *Je vais être gentil. Je ne parlerai pas des à-côtés : entrées, fromage, dessert.* Voilà une excellente réponse, nous avons enfin une piste de solution. Selon mon estimation, en fonction de votre poids, de votre taille et de votre métabolisme, vous devriez vous limiter à 4 verres de vin par semaine si vous désirez perdre du poids.

— Mais Denis, je ne sais pas si j'ai envie de diminuer ma consommation d'alcool. N'y a-t-il pas moyen de maigrir malgré cela ?

— Pas à ma connaissance.

— C'est un peu injuste que tu me demandes ça. Moi qui commence à peine à profiter de mes moments libres.

— Mais je ne vous oblige à rien. C'est à vous de décider. Il n'y a rien d'injuste. C'est simplement la réalité, vous ne pouvez boire et manger à volonté et réussir à maigrir. Vous savez bien que j'ai raison et nier la vérité ne vous avancera à rien. À vous de décider.

Atteindre votre poids santé et le maintenir pour le reste de votre vie exige de faire des choix équilibrés en fonction de la réalité imposée par votre métabolisme. Acceptez cette réalité et agissez en conséquence, voilà la seule alternative possible.

Maigrir c'est pour les héros capables de vivre avec les conséquences de « leur » réalité.

29
VOUS AVEZ VÉCU
UNE TRANSFORMATION

Imaginez une ligne. À l'extrême gauche la sédentarité et l'abus de nourriture. À l'extrême droite la privation et l'exercice de haute intensité.

Certaines personnes resteront toute leur vie à l'extrême gauche, d'autres virevolteront de façon obsessive à l'extrême droite. Mais à ces deux extrêmes, seul le déséquilibre est roi.

SÉDENTARITÉ + ABUS
DE NOURRITURE

PRIVATION + EXERCICE
DE HAUTE INTENSITÉ

ÉQUILIBRE

Au centre se trouve votre ZONE d'équilibre. Cette zone d'équilibre que vous avez découverte, apprivoisez et maîtrisez tout au long du cheminement que vous avez effectué en lisant ce livre.

Dans cette ZONE, rien n'y est vraiment compliqué. Étrangement, cela semble parfois même un peu trop simple comme stratégie. Mais au fur et à mesure que vous cheminez, vous comprenez que l'équilibre de vie est la seule chose dont vous avez vraiment besoin afin d'atteindre votre objectif.

Et, si vous regardez plus loin, cette stratégie de vie que vous appliquez pour perdre du poids s'applique aussi à toutes les autres facettes de votre vie.

En évoluant à la lecture de ce livre, vous réalisez progressivement que les connaissances et la maîtrise de vous-même que vous avez acquises afin d'atteindre votre poids santé (et le maintenir pour le reste de votre vie) s'appliquent à la résolution de bien d'autres problèmes qui vous rencontrerez dans votre vie.

Vous n'avez pas seulement maigri, vous avez vécu une transformation. Vous êtes devenu un héros.

30
ACCUMULEZ LES PETITS SUCCÈS

Certaines personnes sont devenues des spécialistes pour identifier dans leur quotidien tous les détails qui peuvent leur confirmer que tout va mal.

« Je n'aime pas mon corps ».

« Je n'ai pas beaucoup maigri ce mois-ci ».

« Ça ne fonctionne pas ».

Ce genre de commentaires que vous émettez quotidiennement ne peut que conduire à l'échec et à l'abandon.

Votre discours mental est très important. Vous désirez réussir, alors construisez cette réussite. Focalisez votre attention sur les petits détails qui démontrent que vous progressez.

Il existe deux manières d'interpréter une perte d'une livre (340 grammes).

« C'est vraiment décevant, je m'attendais à bien plus. »

« C'est fantastique, ça fonctionne. Il ne me reste qu'à maintenir la même stratégie et ma progression sera constante. »

Entre ces deux attitudes, laquelle choisissez-vous ?

Maigrir c'est pour les héros capables de savourer leurs petits succès et d'en accumuler les résultats positifs.

31
LES CARACTÉRISTIQUES DE GENS QUI RÉUSSISSENT

Vous le comprenez maintenant, la fin n'est jamais la fin. Votre objectif est d'atteindre un poids santé et de le maintenir pour le reste de votre vie. Au fil des années, j'ai conseillé de nombreuses personnes qui ont atteint cet objectif. Plusieurs années après notre première rencontre, elles maintiennent toujours un poids santé parce qu'elles continuent d'appliquer les comportements et stratégies qui ont assuré leur réussite.

Elles possèdent toutes les mêmes caractéristiques que vous apprenez à maîtriser en ce moment.

1. Elles mettent leur santé et leur programme de perte de poids dans **leur plus haut niveau priorité**.

2. Comme tout le monde, elles rencontrent des difficultés, mais **elles persévèrent**.

3. Elles ne se donnent **pas d'excuses** pour revenir à leurs bonnes vieilles habitudes. Elles **répètent inlassablement les comportements et stratégies** qui les ont menés au succès.

4. Elles comprennent que **perdre du poids est sous leur responsabilité** et ne cherche plus la « méthode miracle ».

5. Elles comprennent quelles sont **les stratégies les plus efficaces** en matière de nutrition et d'entraînement, en fonction de leur métabolisme. La privation et l'exercice de haute intensité ne font plus partie de leur style de vie. **Elles ont trouvé l'équilibre**.

6. Elles ont pris le temps nécessaire pour comprendre comment leur métabolisme fonctionne et réagit. **Elles ont investi le temps nécessaire pour réussir.**

7. Elles focalisent leur attention sur les résultats positifs, **aussi petits soient-ils**, et non sur l'apparence de l'échec.

8. Elles comprennent dans quelles conditions leur corps maigrit et dans quelles conditions il engraisse. **Elle maîtrise leur poids**.

9. Pour elles, il n'existe plus d'autres manières de se comporter. **Elles ont changé de style de vie et ne reviendront jamais en arrière.**

10. Finalement, **elles ont relevé le défi de « maigrir » avec tout ce que cela exige d'elles-mêmes**.

Ces caractéristiques font de vous un héros capable de s'accomplir et d'atteindre son objectif.

Maigrir, c'est pour les héros, c'est pour vous.

32
LE VOYAGE D'UN HÉROS

Les actions valent bien plus que les mots. En regard de la perte de poids, vous pensez et agissez différemment maintenant. Vos actions révèlent qui vous êtes devenus. Vous rencontrerez des difficultés et vous vivrez des crises, mais elles vous permettront de révéler votre vraie nature. Une personne solide, capable de se concentrer sur l'atteinte de ses objectifs. Bien sûr, tout ne sera pas toujours rose. Il arrivera peut-être que vous mettiez un genou au sol, mais l'important est de pouvoir relever la tête, de regarder en avant et de vous relever.

Maigrir. Qui n'était qu'au départ pour vous que la simple idée de perdre quelques livres (ou kilos) le plus rapidement possible s'est aujourd'hui transformé en une compréhension de ce qui définit le changement.

Afin d'atteindre l'objectif réel (atteindre un poids santé et le maintenir pour le reste de votre vie), vous avez dû redéfinir qui vous êtes. Maigrir est devenu pour vous l'opportunité de grandir et d'évoluer.

Vous avez saisi cette chance, ce fut un long voyage, celui d'un héros. BRAVO !

PARTIE 4
VOTRE FUTUR

33
COMMENT UTILISER CE LIVRE

Vous pouvez lire ce livre, ensuite tout oublier et revenir à vos bonnes vieilles habitudes et peut-être vous dire qu'il est préférable de chercher une autre approche « miracle » au lieu de changer votre style de vie.

Vous pouvez lire ce livre, appliquer le plan proposé et tout abandonner dans 2 ou 3 mois.

Vous pouvez lire ce livre et vous en servir pour changer votre style de vie et obtenir les résultats souhaités. Puis, dans quelques mois ou quelques années, recommencer à prendre du poids.

Vous pouvez lire ce livre, vous en servir pour changer de style de vie et atteindre vos objectifs. Et, vous pouvez aussi décider de la garder à portée de mains, afin de vous souvenir sans cesse des stratégies que vous devez mettre en application quotidiennement afin de maintenir vos résultats… pour le reste de votre vie. Pour vous, il n'est pas question de revenir en arrière.

34
CHOISIR SA VIE

Vous avez changé de style de vie, vous avez atteint vos objectifs et vous êtes maintenant conscient qu'il n'y a pas de solutions faciles. Pour maintenir votre poids santé, vous devez répéter inlassablement les mêmes comportements et rester conscient de votre alimentation. Vous mentir à vous-mêmes n'est plus une solution acceptable. Vous devez choisir si votre nouveau style de vie vous convient.

Quel discours tiendrez-vous dans 6 mois ou un an ?

J'aimerais que ce soit autrement	J'aime mon nouveau style de vie
« Ça demande beaucoup de discipline. Je perds ma motivation. Je ne sais pas si j'ai vraiment envie de vivre en respectant une telle discipline de vie. Il me semble que je pourrais profiter un peu plus de la vie. Je ne peux plus manger autant que le souhaite les week-ends. Ça me manque, on dirait que la vie n'est plus aussi agréable qu'avant. »	« J'aime mon nouveau style de vie. Je mange à ma faim. J'ai incorporé dans mon alimentation des aliments bons au goût. Je suis conscient de mes choix alimentaires en tout temps et ça me plaît vraiment de me sentir en contrôle. Je maîtrise mon poids et mon corps me plaît. C'est fantastique ! »

Souvenez-vous, vous pouvez suivre ou non le plan qui vous a conduit au succès, mais il n'existe pas d'entre deux. Vous devez choisir entre manger à volonté et engraisser ou maintenir votre nouveau style de vie et rester ainsi en contrôle de votre poids.

35
VOS RÉSULTATS DANS 3 ANS

Lequel de ces discours vous représentera dans 3 ans ?

J'ai engraissé, mais ce n'est pas si grave	Je suis fier de moi
« J'ai un peu laissé de côté mon plan. J'ai engraissé… En fait, j'ai repris tout le poids perdu. Peut-être davantage.	« Ça fait trois ans maintenant que je maintiens mon poids santé. J'ai vraiment intégré mon nouveau style de vie.
Mais, je sais que ce n'est pas si grave, car je sais maintenant comment faire pour maigrir. Il me suffit de revenir à mon plan.	J'en ai retiré tellement de bénéfices sur ma santé, ma condition physique, ma joie de vivre et mon énergie que je me sens une personne totalement différente.
Je reviendrai à mon plan quand ce sera un meilleur moment dans ma vie cependant. Je suis très occupé et je n'ai pas vraiment le temps de m'occuper de moi actuellement. »	Je suis fier de moi. »

36

ET DANS 5 ANS?

Serez-vous encore une fois en train de jouer au «yoyo» avec votre poids ou maintiendrez-vous toujours votre poids santé?

Ça ne fonctionnait plus pour moi	Je n'y pense même plus
«Je suis certain d'avoir suivi le plan à la lettre, mais j'ai recommencé à engraisser.	«Ça fait 5 ans maintenant que je respecte mon plan. Ce qu'il y a de fascinant est que mon nouveau style de vie est tellement bien intégré à mon quotidien que je n'y pense même plus.
Ça ne fonctionnait plus pour moi. Alors, j'ai essayé de nouvelles méthodes d'amaigrissement.	Être en forme et maintenir un poids santé est quelque chose de totalement simple et naturel pour moi.»
Je ne comprends pas cependant pourquoi j'arrive à perdre du poids pour en arriver à toujours par le reprendre. Il doit y avoir quelque chose de bizarre avec mon métabolisme.»	

37
ET DANS 10 ANS ?

Rien n'a changé ✖	C'est réglé ✔
« J'ai perdu ma vie à essayer de maigrir. »	« J'ai maigri une fois pour toutes. »

38
CE LIVRE DOIT VOUS ACCOMPAGNER

Oui, ce livre doit vous accompagner pour les 10 prochaines années. Maigrir est un voyage pour les héros et même les héros ont besoin de se souvenir de ce qui les a conduits au succès.

Maigrir est un long voyage, celui d'un héros.

CONTACT

Dr Denis Boucher Ph.D.
www.denisboucher.com
info@denisboucher.com